Être libre avec Sartre

Groupe Eyrolles
61, bd Saint-Germain
75240 Paris cedex 05

www.editions-eyrolles.com

Avec la collaboration d'Anne Jouve

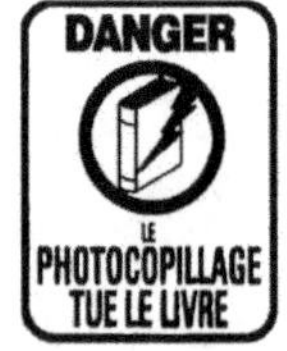

© Groupe Eyrolles, 2012
ISBN : 978-2-212-55220-1

Frédéric Allouche

Être libre avec Sartre

Collection Vivre en philosophie
dirigée par Balthasar Thomass

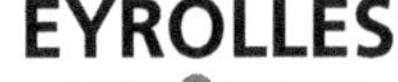

EYROLLES

Également dans la collection « Vivre en philosophie » :

Céline Belloq, *Être soi avec Heidegger*
Céline Belloq, *Lâcher prise avec Schopenhauer*
Balthasar Thomass, *Être heureux avec Spinoza*
Balthasar Thomass, *S'affirmer avec Nietzsche*

Sommaire

III.
Les moyens d'agir

Agir pour exister librement

IV.
Une vision du sens de l'existence

Un athéisme dynamique

Mode d'emploi

Ce livre est un livre de philosophie pas comme les autres. La philosophie a toujours eu pour ambition d'améliorer nos vies en nous faisant comprendre ce que nous sommes. Mais la plupart des livres de philosophie se sont surtout intéressés à la question de la vérité, et se sont épuisés à dégager des fondements théoriques, sans s'intéresser aux applications pratiques. Nous, au contraire, allons nous intéresser à ce que nous pouvons tirer d'une grande philosophie pour changer notre vie : le menu détail de notre quotidien, comme le regard que nous portons sur notre existence et le sens que nous lui donnons.

Cependant, on ne peut pas infléchir sa pratique sans réviser sa théorie. Le bonheur et l'épanouissement se méritent et ne vont pas sans un effort de réflexion. Nous chercherons à éviter la complaisance et les recettes faciles de certains manuels de développement personnel. Une nouvelle manière d'agir et de vivre implique toujours aussi une nouvelle manière de penser et de se concevoir. Nous découvrirons ainsi le plaisir, parfois vertigineux, de la pensée, qui en tant que tel, déjà, change notre vie.

C'est pourquoi nous inviterons le lecteur à réfléchir à des concepts avant de lui proposer de s'interroger sur lui-même.

Il nous faut d'abord cerner nos problèmes, puis les interpréter à l'aide de nouvelles théories, pour enfin pouvoir y remédier par des actions concrètes. Ce n'est qu'après avoir déjà changé notre manière de penser, de sentir et d'agir que nous pourrons nous interroger sur le cadre plus large de notre vie et sur son sens. C'est pourquoi chaque livre de cette collection, divisé en quatre grandes parties, suivra une progression similaire :

I – Les symptômes et le diagnostic

Nous déterminerons d'abord le problème à résoudre : de quoi souffrons-nous et qu'est-ce qui détermine la condition humaine ? Comment comprendre avec précision nos errances et nos illusions ? Bien repérer nos problèmes est déjà un premier pas vers leur solution.

II – Les clés pour comprendre

Qu'est-ce que la philosophie apporte de nouveau pour éclairer cette compréhension ? En quoi devons-nous radicalement changer notre manière de voir pour prendre en main notre vie ? Ici, le lecteur sera introduit aux thèses les plus novatrices du philosophe qui l'aideront à porter sur lui-même un regard neuf.

III – Les moyens d'agir

Comment cette nouvelle conception de l'homme change-t-elle notre manière d'agir et de vivre ? Comment appliquer au quotidien notre nouvelle philosophie ? Comment notre pensée transforme-t-elle notre action qui elle-même transforme ce que nous sommes ? Le lecteur trouvera ici des recettes à appliquer au quotidien.

IV – Une vision du sens de l'existence

Nous présenterons enfin les thèses plus métaphysiques, plus spéculatives, du philosophe. Si le lecteur a maintenant appris à mieux gérer sa vie au quotidien, il lui reste à découvrir un sens plus global pour encadrer son expérience. Alors que les chapitres précédents lui enseignaient des *méthodes*, des *moyens* pour mieux vivre, il se verra confronté dans cette dernière partie à la question du but, de la *finalité* de l'existence, qui ne saurait se déterminer sans une vision globale et métaphysique du monde, et de la place qu'il y occupe.

Ce livre n'est pas seulement un livre à lire, mais aussi un livre à faire. Des questions précises sur votre vie suivent les thèses présentées dans chaque chapitre. Ne soyez pas passif, mais retroussez vos manches pour interroger votre vécu et y puiser des réponses honnêtes et pertinentes. Des exercices concrets vous inciteront à mettre en œuvre les enseignements du philosophe dans votre vie. De la même façon, efforcez-vous de vous les approprier et de trouver des situations opportunes pour les pratiquer avec sérieux.

Êtes-vous prêt pour le voyage ? Il risque de se révéler surprenant, parfois aride, parfois choquant… Êtes-vous prêt à vous sentir déstabilisé, projeté dans une nouvelle manière de penser, et donc de vivre ? Ce voyage à travers les idées d'un philosophe du XXe siècle vous transportera aussi au plus profond de vous-même. Alors laissez-vous guider au fil des pages, au fil des questions et des idées, pour découvrir comment la pensée de Sartre peut changer votre vie.

Le carcan
du déterminisme

Une liberté enchaînée

La majorité est fixée en France à 18 ans. Nous sommes alors considérés comme libres et responsables de nos faits et gestes, et sommés de répondre de toute infraction faite à la loi. L'homme qui y déroge mérite ainsi d'être puni, puisque l'on présuppose qu'il était capable de se comporter autrement au moment de son action, qu'il a consciemment choisi entre le « bien » et le « mal ». C'est dire que la société prend pour acquise la réalité de notre libre arbitre. Pourtant, lors d'un sondage réalisé en mars 2010, 55 % des Français interrogés s'estimaient de moins en moins libres[1]. Notre ressenti est donc quelque peu en décalage avec toute déclaration institutionnelle, et ce libre arbitre dont nous serions dépositaires en tant qu'adultes, nous le vivons au contraire comme un leurre.

Un implacable déterminisme

Car en dehors de la société, dans notre vie personnelle, n'avons-nous pas parfois l'impression d'être prisonniers, par exemple de notre milieu social ou de notre famille, dont il serait impossible de s'extraire ? N'avons-nous jamais eu le sentiment d'être prédéfinis par notre nature ou par notre enfance ? Comme si tout était joué d'avance, sans possibilité d'y changer quoi que ce soit.

---

1. « Liberté, égalité, fraternité : où en sommes-nous aujourd'hui », sondage TNS Sofres/Logica, 25 et 26 mars 2010.

Ainsi, si nous sommes maladroits, nous pensons que ce travers fait partie intégrante de nous, que nous ne pouvons rien y faire ; « c'est comme ça ». Notre entourage lui-même nous définit *via* ce travers – « Décidément, qu'est-ce qu'il est maladroit ! » – et, habitués aux moqueries, il nous semble impossible de nous imaginer autrement. Si nous sommes peureux, il nous semble plus évident d'envisager le métier de comptable plutôt que celui de sauveteur en mer, même si nous pensons qu'il n'y a pas plus beau métier que de venir en aide aux autres. Nous-mêmes pourrions dresser la liste de nos amis en les réduisant à un caractère : unetelle est drôle, untel est toujours incapable de prendre une décision, on ne peut pas compter sur lui, etc.

Nous subissons ainsi une perspective déterministe selon laquelle nous sommes tous identiques car munis de caractéristiques qui ne dépendent pas de nous mais d'une causalité antérieure à notre existence. Dès lors notre liberté se retrouve enchaînée et nous nous sentons prisonniers, nous condamnant à certaines limites insurmontables. Quel que soit le sort malheureux qui nous afflige, nous en cherchons les causes dans ce qui ne dépend pas de nous : nous sommes comme cela, c'est la vie, nous n'y pouvons rien.

Difficile dans ces conditions de ne pas tomber dans l'abattement et la résignation. Tout se passe comme si nous avions d'abord été pensés, réfléchis, avant d'être produits à la façon d'un objet conçu dans ses attributs, sa ou ses fonctions par celui qui le fabrique. Comme si nous répondions à une définition, à une *essence*, qui scelle notre existence :

> « Lorsqu'on considère un objet fabriqué, comme par exemple un livre ou un coupe-papier, cet objet a été fabriqué par un artisan qui s'est inspiré d'un concept ; il s'est référé au concept de coupe-papier, et également à une technique de production préalable qui fait partie du concept, et qui est au fond une recette. Ainsi, le coupe-papier est à la fois un objet qui se produit d'une certaine manière et qui,

d'autre part, a une utilité définie, et on ne peut pas supposer un homme qui produirait un coupe-papier sans savoir à quoi l'objet va servir. Nous dirons donc que, pour le coupe-papier, l'essence – c'est-à-dire l'ensemble des recettes et des qualités qui permettent de le produire et de le définir – précède l'existence » (*L'existentialisme est un humanisme*, p. 26-27[1]).

Adhérer à une vision déterministe de l'existence, c'est ainsi se sentir condamné à la fatalité en raison de son sexe, de ses origines ou de son enfance. Mais une telle vision repose-t-elle sur une vérité ou sur une illusion ? Une chose est sûre : s'interroger sur la pression extérieure que nous subissons, identifier les causes qui nous aliènent, mettre en évidence les différentes formes de déterminisme, c'est nous offrir des chances de nous en débarrasser et de nous libérer.

Prisonniers de modèles religieux ou philosophiques

Si nous sommes monothéistes, nous avons tendance à penser que Dieu a créé l'homme doué de pensée et de volonté, et que notre intérêt pour le bien est en permanence contrarié par le mal, la tentation, le péché. Ainsi, si nous avons menti ou manœuvré pour récolter les lauriers d'un travail que nous n'avons pas fait, nous sommes taraudés par notre mauvaise conscience parce que nous avons mal agi, à l'opposé des règles morales pourtant clairement définies dans les Livres sacrés. Car « c'est écrit », et nous participons à un jeu dont nous n'avons pas choisi les règles et dont les conséquences sont majeures : l'enfer ou le paradis.

---

1. Les paginations indiquées renvoient aux éditions qui suivent. Sont parus à Paris, Gallimard, collection « Folio » : *Huis clos, Les Mouches* (1973) ; *La Nausée* (1988) ; *Situations* (1993) ; *L'existentialisme est un humanisme* (2002), *Les Mains sales* (2003) ; *Réflexions sur la question juive* (2009), *La P... respectueuse* (2010). Sont parus à Paris, Gallimard, collection « Tel » : *L'Être et le Néant* (1988) ; *Saint Genet, comédien et martyr* (2010).

De telles conceptions ne sont pas proprement religieuses, on les retrouve dans toute une tradition philosophique. Qu'est-ce que l'homme pour les philosophes grecs ? L'être qui, en vertu de sa nature propre, doit tendre vers la sagesse, incarner l'humanité dans son *aretè*, c'est-à-dire dans son excellence, sa perfection. Un modèle est donc fixé, et doit orienter toute existence individuelle. Ce questionnement autour d'une nature de l'homme trouvera une autre variante des siècles plus tard à l'époque des Lumières. L'homme est-il bon ou mauvais par nature ? Ou bien tiraillé, comme l'affirme Kant, entre sa quête du bonheur et les lois morales implacables de sa raison ?

Si les représentations de l'humanité sont ainsi multiples, la façon de penser reste malgré tout la même : nous évoluerions sur fond d'éléments qui nous préexistent, que nous n'avons pas choisis et qui nous façonnent :

> « Lorsque nous concevons un Dieu créateur, ce Dieu est assimilé la plupart du temps à un artisan supérieur ; et quelle que soit la doctrine que nous considérions, qu'il s'agisse d'une doctrine comme celle de Descartes ou de la doctrine de Leibniz, nous admettons toujours que la volonté suit plus ou moins l'entendement ou, tout au moins, l'accompagne, et que Dieu, lorsqu'il crée, sait précisément ce qu'il crée. Ainsi, le concept d'homme, dans l'esprit de Dieu, est assimilable au concept de coupe-papier dans l'esprit de l'industriel ; et Dieu produit l'homme suivant des techniques et une conception, exactement comme l'artisan fabrique un coupe-papier suivant une définition et une technique » (*L'existentialisme est un humanisme*, p. 27-28).

Prisonniers de notre nature

Si le concept d'humanité suppose une prédétermination universelle par-delà les lieux et les époques, que toute vie humaine n'est que la variation originale d'un seul et même modèle, il existe toutefois au sein de cette humanité, comme un genre comporte plusieurs espèces, des catégories générales unies par des spécificités communes. Prenons l'exemple de la femme. Pour le déterministe, la femme, par sa nature propre, possède une intelligence et une affectivité singulières, des tendances qui lui seraient réservées. Toute femme aurait ainsi l'instinct maternel inné, serait passionnée de cuisine, et toute femme serait naturellement incapable de faire un créneau… Il existerait par conséquent une essence féminine, un cadre structurel qui limite le potentiel féminin. Auteure du *Deuxième Sexe*, l'existentialiste Simone de Beauvoir, amie et confidente indéfectible de Sartre, ne voit dans tout cela qu'une construction imaginaire, une stratégie sociale de domination et de discrimination, un moyen habile de produire des mères, des épouses soumises ou des ménagères ! Nous y reviendrons.

Mais les femmes ne sont pas les seules victimes de l'essentialisme. Sur le même mode peuvent ainsi s'élaborer la figure du Noir – naturellement doué pour le sport –, de l'Arabe – forcément voleur –, ou du Juif – inéluctablement radin –, tous irrémédiablement fidèles à leurs travers, à leurs vices et au danger qu'ils représentent. Rien n'y fait, ils ne peuvent échapper à leur nature, affirment les racistes. À moins que cette nature, comme le suggère Sartre à propos des Juifs, ne soit que l'invention opportune de ceux qui l'invoquent :

« Si l'Église du Moyen Âge a toléré les juifs, alors qu'elle pouvait les assimiler de force ou les faire massacrer, c'est qu'ils remplissaient une fonction économique de première nécessité : maudits, ils exerçaient un métier maudit, mais indispensable ; ne pouvant posséder les terres ni servir dans l'armée, ils pratiquaient le commerce de l'argent, qu'un chrétien ne pouvait aborder sans se souiller. Ainsi, la malédiction originelle s'est redoublée bientôt d'une malédiction économique et c'est surtout cette dernière qui a persisté. On reproche aujourd'hui aux juifs d'exercer des métiers improductifs, sans qu'on se rende compte que leur apparente autonomie au sein de la nation vient de ce qu'on les a d'abord cantonnés dans ces métiers en leur interdisant tous les autres. Ainsi n'est-il pas exagéré de dire que ce sont les chrétiens qui ont créé le juif en provoquant un arrêt brusque de son assimilation et en le pourvoyant malgré lui d'une fonction où il a, depuis, excellé [...]. C'est l'antisémite qui fait le juif » (*Réflexions sur la question juive*, p. 74-75).

Universel ou général, le discours essentialiste peut aussi porter sur l'individu dans sa singularité. Il est alors question de tempérament et de caractère. Ainsi, nous ne serions pas étonnés si notre comptable, que nous évoquions plus haut, s'il sautait le pas et venait à exprimer tout haut son désir de devenir sauveteur en mer, se heurtait à une réflexion du type : « Toi ? Sauveteur en mer ? Tu avais déjà peur dans ton bain quand tu étais petit ! » Difficile alors de persévérer…

À lui seul notre tempérament nous condamnerait à une voie toute tracée : peureux nous sommes nés, peureux nous resterons, c'est inné. Dans *Saint Genet. Comédien et martyr,* Sartre analyse ainsi le cas de Jean Genet, écrivain iconoclaste et provocateur de génie, qui, après son premier vol à l'âge de 10 ans, fut très tôt « défini » comme un voyou par sa famille de tutelle.

Cet innéisme est d'ailleurs relayé de nos jours par la génétique, ou du moins ce qu'il est possible d'en faire : l'instrument de discours et de pratiques de stigmatisation, d'exclusion. Souvenons-nous du débat public d'il y a quelques années autour d'un pseudo-gène de l'hyperactivité, de la délinquance, de l'incivilité.

Prisonniers de notre enfance

Lorsqu'on nous dit que notre nature est prédéfinie dès nos premières années, cela renvoie aussi à l'idée que nous serions prisonniers de notre passé. Si notre jeunesse a été difficile, si nous avons grandi dans un milieu pauvre, cela viendrait nécessairement rendre compte de notre personnalité, de nos désirs et des choix de vie que nous faisons. Notre enfance serait ainsi déterminante et indépassable. Si nous avons l'impression d'échouer dans tout ce que nous entreprenons, d'avoir un parcours de vie en zigzag, cela renvoie peut-être au sentiment très ancré d'avoir été mal aimé par nos parents par rapport à un frère qui, lui, a tout réussi, que ce soient ses études, sa vie professionnelle et personnelle. À quoi bon essayer de redresser la barre : le fils préféré brillera toujours plus que nous. L'acquis se substitue ainsi à l'inné pour justifier quantité d'abandons et de renoncements.

Enfermés dans cette souffrance, nous sommes nombreux à nous tourner alors vers notre inconscient, dépositaire des traumatismes du passé, pour expliquer notre pensée et notre conduite. Nous chargeons alors notre thérapeute de nous délivrer des obstacles qui encombrent notre existence ; nous sommes persuadés qu'en dehors de lui point de salut, point de libération sans une exploration longue et méthodique du passé. Pour Sartre, la psychanalyse freudienne est déterministe et interdit toute perspective libre et spontanée d'évolution personnelle. Car si l'unique impératif est de se tourner vers l'enfance, vers ces premières années nécessairement coupables comme les circonstances et l'entourage de l'époque, comment ne pas tomber dans le piège du ressentiment ou même de la vengeance vis-à-vis de ceux qui nous ont éduqués ? Englués dans des règlements de comptes, comment pouvons-nous changer de manière autonome ?

Le poison de la résignation

Si rien ne pourra jamais nous changer parce que nous sommes précédés, définis selon une essence, bref si l'essentiel échappe à notre volonté, comment alors ne pas se sentir écrasés et ne pas renoncer à d'autres perspectives de vie ? Le fatalisme tue notre désir, freine notre ambition, paralyse notre créativité. Nous restons dans le cercle restreint de certaines possibilités sans grand espoir de pouvoir les dépasser. La vie rêvée est réservée à d'autres, aux heureux élus d'une nature « privilégiée », d'une enfance favorable et porteuse. Nous devons nous accepter dans le renoncement et la privation, vivre avec notre frustration, notre envie. Le beau métier, la compagne idéale et les enfants parfaits sont réservés à notre frère ; l'instabilité professionnelle et l'éternel célibat sont notre croix. Reste le refuge de l'imaginaire. Vivre les choses par procuration, au cinéma ou dans les livres, apparaîtra comme une solution satisfaisante. Le rêve n'est-il pas préférable à des projets inaccessibles ?

Croyant qu'il n'y a pas d'autre choix que de s'accepter tels que nous sommes, nous sommes en perpétuel décalage avec nous-mêmes. Nous avons l'impression qu'il y a toujours une séparation, un manque inéluctable, un fossé infranchissable entre ce que nous sommes et nos aspirations, nous condamnant ainsi à une insatisfaction perpétuelle parce que nous pensons que créer notre propre existence, aller de l'avant, bâtir des projets, s'épanouir et être en harmonie avec nous-mêmes sera tout simplement impossible.

Nous avons entraperçu comment, en une petite phrase, nous pouvions nous retrouver enfermés dans l'image que les autres nous renvoient. Autrui joue en effet un rôle crucial dans le rapport que nous entretenons avec nous-mêmes. Sartre nous invite à présent à nous pencher sur les modalités à partir desquelles se forme notre relation aux autres. Nous verrons ainsi en quoi l'analyse minutieuse d'une telle relation permet de mieux comprendre notre acceptation du renoncement, l'évidence d'une liberté « en sommeil » et la banalité d'une vie « chosifiée ».

Questions vitales

1. Vous sentez-vous libre ? Ou bien prisonnier de quelque chose qui restreint d'emblée vos désirs ou vos espoirs ? Interrogez-vous sur les raisons de ces empêchements, de ces limites, et sur la valeur d'un tel discours.

2. Y a-t-il pour vous des points communs entre les hommes ? Voyez-vous l'espèce humaine comme l'expression d'un schéma universel ? Peut-on imaginer une volonté immanente ou transcendante derrière la nature humaine ? La croyance religieuse mise à part, puisqu'elle relève de la foi, pensez-vous qu'il est possible de prouver quoi que ce soit en la matière ? Les philosophes, les scientifiques ou les psychologues ont-ils des raisonnements imparables à nous proposer ?

3. Pensez-vous que votre caractère relève du déterminisme, que vous ne pouvez rien contre certains aspects de votre

personnalité ? Lesquels et pourquoi ? Essayez de trouver des raisons en ayant à l'esprit la représentation personnelle de vous-même qu'elles conditionnent.

4. Nous sommes tous en proie à la résignation à un moment ou à un autre. Chez vous, est-elle passagère ou durable ? Intervient-elle avant l'action ou après avoir essayé ? Avez-vous trouvé ou cherchez-vous des moyens de lutter ?

Les autres, cet enfer…

La damnation de l'enfer, ses supplices et ses souffrances ne sont pas au ciel mais bien sur terre, comme le suggère Sartre dans la célèbre formule de *Huis clos* : « L'enfer, c'est les autres. » Mais disons-le tout net : nous ne sommes rien sans les autres. Étroitement liés, impossible d'échapper à leur présence qui, comme nous allons le voir, est constitutive de ce que nous sommes. Reste que vivre avec eux est complexe et difficile. Combien de problèmes, de tourments naissent de leurs comportements et de leurs jugements ! Que de clichés, d'images négatives ils nous renvoient ! Bref, que de schémas déterministes à combattre ! Car pour Sartre, notre rapport aux autres se présente avant tout comme un conflit, dont nous allons essayer d'identifier le fonctionnement et les effets dévastateurs. Il en va de la représentation que chacun d'entre nous peut avoir de lui-même.

Prisonniers du regard de l'autre

Partir sur une île déserte… Fuir les collègues, la famille, les amis… Parfois étouffés par ceux qui nous entourent, nous avons tous eu envie au moins une fois de les « envoyer balader ». Car l'autre est souvent la cause de nos frustrations et de nos afflictions, et la vie gagnerait en sérénité sans les obligations, les contraintes et les souffrances qu'il nous inflige. Par exemple au travail, il peut nous arriver de perdre notre calme, notre assurance, à cause d'un collègue qui ne cesse de nous envoyer des piques en pleine réunion. Le sang nous monte à la tête, il nous prend même parfois des envies de meurtre… Car outre le fait qu'il nous est profondément désagréable de perdre notre calme, notre réaction peut également entraîner une réputation définitive d'extrême susceptibilité au sein de notre entreprise.

La vie quotidienne avec les autres est ainsi faite d'une multitude de conflits qui nous heurtent et nous dérangent. C'est là pour Sartre un mal nécessaire :

« Autrui est le médiateur indispensable entre moi et moi-même » (*L'Être et le Néant*, p. 265-266).

En effet, car comment aurions-nous pu éprouver notre susceptibilité sans ce collègue ? Comment juger de nos progrès sur ce point sans lui ? Aussi pénible et épuisant que cela puisse être, nous ne pouvons nous abstraire d'autrui. Nous ne pouvons même *penser* sans confrontation avec lui. Car pour avoir conscience de nous-mêmes, nous avons besoin d'autres consciences qui, nous réfléchissant comme des miroirs, nous permettent de nous saisir, de nous identifier, et ainsi d'entretenir un rapport avec nous-mêmes en nous obligeant à nous poser des questions : pourquoi réagissons-nous aussi fort ? Que pouvons-nous faire pour que cela change ?

Pour saisir et revendiquer sa différence, le tout jeune enfant fait front contre son entourage à travers un « non » systématique opposé à toute proposition, au grand dam des parents, déstabilisés par une telle attitude parce qu'ils se sentent niés en permanence ! C'est en réalité pour l'enfant le moyen de s'affirmer dans sa singularité. D'une manière générale, notre conscience a ainsi, dès le départ, pour condition ce qui n'est pas elle. Son éclosion relève d'un rapport, d'une mise à distance des autres consciences. Ce n'est qu'en « niant » les autres consciences que nous prenons conscience de la nôtre. Alors que Descartes, avec son fameux *Cogito ergo sum*, déduit l'existence à partir de la pensée – « Je pense donc je suis » –, Sartre, lui, avance que si « Je pense » ce n'est jamais sans les autres, définissant ainsi la pensée comme une relation. Nous dépendons donc des autres pour nous poser en tant que sujets pensants. Dès lors, enlever autrui revient à ne pas exister. Donc pas d'autre choix que de continuer à nous confronter à lui…

Si un détour par le regard de l'autre est nécessaire, nous nous retrouvons donc dans une relation de dépendance à autrui. Cette dépendance vis-à-vis du regard de l'autre peut être vécue de manière douloureuse. Ainsi, au sein de notre couple, les réactions de notre partenaire, sa conduite aimante ou son indifférence nous renseignent sur ce que nous représentons pour lui. Cela est particulièrement vrai en période de crise. Tout à coup nous percevons un changement chez notre partenaire. Il ne nous embrasse plus au réveil, rentre de plus en plus tard, nous sourit moins, le doute s'insinue en nous, nous voici aux aguets. Nous nous enfermons alors dans une observation incessante, quêtant désespérément des signes qui nous permettent de savoir si nous sommes toujours aimés.

Autrui, notre alter ego

La première relation que nous entretenons avec autrui est ainsi affaire de perception. Nous le voyons, nous l'observons, nous l'étudions parfois tranquillement assis à une terrasse de café. Ce faisant, selon Sartre, nous le réduisons à un statut d'« objet » :

> « Au milieu du monde, je peux dire "homme-lisant" comme je dirais "pierre froide", "pluie fine" [...] Tout cela, donc, ne nous fait nullement quitter le terrain où autrui est *objet* » (*L'Être et le Néant*, p. 302).

Mais bien évidemment, nous savons que les autres font de même avec nous. Autrui est ainsi notre *alter ego*, « un autre moi-même ». « Un autre » parce que nous sommes tous différents, par notre passé, notre histoire, nos goûts, nos envies. Aussi proches soient-ils, deux hommes, même jumeaux, ont naturellement une existence unique puisque toute vie est spécifique. Échafaudé à partir d'expériences et de relations familiales, sociales ou professionnelles, notre vécu est particulier, chacun d'entre nous vit et perçoit le monde à sa façon. De même nous vivons et ressentons les événements, heureux ou malheureux, toujours à notre manière, selon notre sensibilité propre, construite avec le temps. Mais nous devons aussi admettre qu'autrui est un autre « moi-même », c'est-à-dire qu'il nous ressemble, qu'il pense et se représente quantité de choses. Notre point commun ? Le fait d'être à la fois « sujet » et « objet », observateur et observé. Car autrui ne peut être conçu comme un être inanimé, un arbre ou une chaise. Par sa conscience, il contemple le monde et peut faire de nous ce que nous pouvons faire de lui, à savoir un « être-objet », c'est-à-dire un être réduit à certaines qualités :

> « Si autrui-objet se définit en liaison avec le monde comme l'objet qui *voit* ce que je vois, ma liaison fondamentale avec autrui-sujet doit pouvoir se ramener à ma possibilité permanente d'*être vu* par autrui. C'est dans et par la révélation de mon être-objet pour autrui que je dois pouvoir saisir la présence de son être-sujet » (*ibid.*).

Un objet est par définition quelque chose de bien déterminé. Nous pouvons comprendre par conséquent que notre « être-objet » appelle une vision déterministe et sans appel de la part des autres. Si nous avons par exemple un look décalé, une attitude provocatrice, une façon de nous exprimer bien particulière, nous pouvons facilement être enfermés dans un schéma simplificateur et grossier.

Livrés au regard des autres, nous sommes « chosifiés »...

Mais être observé est coutumier, habituel, nous ne pouvons rien y changer, même si cela peut être douloureux. Si nous sommes immigrés et que nous pratiquons difficilement le français, certains pourraient s'arrêter à cet état de fait et en conclure que nous sommes frustes et peu éduqués, même si nous étions chirurgien cardiaque dans notre pays d'origine. Nous subissons alors la pression des jugements faciles, excluant la richesse et la complexité de notre personne sous une apparente simplicité. Ainsi, d'une manière générale, les attitudes, l'apparence physique, l'appartenance ethnique ou sociale sont la proie des regards, des discours sans concession, injustes et réducteurs. Il en faut peu pour tirer des généralités abusives sur autrui, qu'il s'agisse des anonymes ou des proches, famille et amis. Le réflexe est toujours le même, il consiste à enfermer l'autre dans une définition (le peureux incorrigible, le soumis patenté ou l'idiot de la famille !). Accaparés, comme « chosifiés », nous sommes ramenés à certaines caractéristiques intangibles.

Après réflexion, nous dit Sartre, l'expérience n'en demeure pas moins fondamentale. Elle permet de cerner le mécanisme des rapports interindividuels, de comprendre la mésestime de soi, le mal-être, les conduites d'évitement qui naissent d'une détermination subie. Elle permet de révéler les relations difficiles et parfois douloureuses que nous entretenons avec nous-mêmes. Car le problème est que nous pouvons finir par intégrer l'image que nous renvoient les autres, piégés par un entourage jamais à court d'arguments déterministes : tout est fini, les qualités, les dons ou les défauts sont répartis, il s'agit maintenant de nous accommoder d'un rôle, d'une image, sans rémission possible. L'enfer est bien sur terre, parmi nos semblables.

Dans *Huis clos*, Sartre met en scène trois personnages – Garcin, Inès et Estelle – enfermés à leur mort dans une pièce. Chacun d'eux prend alors conscience de ce qu'il est à travers les discours violents des deux autres. Prisonniers d'une image que la mort transforme en fatalité, ils se débattent en vain pour échapper à eux-mêmes. Défini comme lâche par les deux femmes qui l'entourent, Garcin montre ce que l'enfer signifie :

> « Le bronze... (*Il le caresse.*) Eh bien, voici le moment. Le bronze est là, je le contemple et je comprends que je suis en enfer. Je vous dis que tout était prévu. Ils avaient prévu que je me tiendrais devant cette cheminée, pressant ma main sur ce bronze, avec tous ces regards sur moi. Tous ces regards qui me mangent... (*Il se retourne brusquement.*) Ha ! Vous n'êtes que deux ? Je vous croyais beaucoup plus nombreuses. (*Il rit.*) Alors, c'est ça l'enfer. Je n'aurais jamais cru... Vous vous rappelez : le soufre, le bûcher, le gril... Ah ! Quelle plaisanterie. Pas besoin de gril : l'enfer, c'est les Autres » (*Huis clos*, p. 92).

L'expérience de la honte

Regarder, c'est un peu s'oublier. Sans l'abolir totalement, la perception met l'ego à distance pour se concentrer sur l'extérieur. Désintéressée, la vision scrute, détaille, compare, se laisse absorber par le donné perceptif. Quoi de plus exemplaire à cet égard que la contemplation esthétique ? Face à un tableau ou à une sculpture, nous nous laissons envahir par l'univers singulier de l'artiste, nous mettons entre parenthèses un « moi » omniprésent sollicité par le désir de plaire, de charmer ou de réussir.

De la même façon, lorsque nous observons tranquillement les passants depuis notre terrasse de café, nous nous laissons aller, nous nous sentons parfaitement paisibles. Nous éprouvons également un sentiment jouissif de domination tant ces passants paraissent vulnérables, car eux ignorent que nous scrutons chacun de leurs gestes. En tant qu'observateurs nous agissons en effet à notre guise, en toute liberté, dans une totale insouciance. Mais quel bouleversement lorsque les regards se croisent enfin ! Quel changement de situation ! La douce contemplation laisse place à la tension d'un face-à-face où chacun est renvoyé à lui-même. Jusqu'ici libérés de toute pression extérieure, nous changeons radicalement d'état. Si nous sommes pris en flagrant délit d'une action peu avouable, piégés comme un animal pris dans les phares d'une voiture sur une route de campagne, nous sommes d'autant plus « objectivés ». Car un simple regard a la capacité de brutalement nous « figer », de nous « étiqueter » parfois durablement. De sorte que si autrui nous est nécessaire, « être-pour-autrui » semble toujours constituer une menace pour notre liberté.

Parce qu'elle lui semble significative, Sartre décrit en détail l'expérience de la honte :

> « La honte dans sa structure première est honte *devant quelqu'un* [...] : j'ai honte de moi *tel que j'apparais* à autrui. Et, par l'apparition même d'autrui, je suis mis en mesure de porter un jugement sur moi-même comme sur un objet, car c'est comme un objet que j'apparais à autrui » (*L'Être et le Néant*, p. 265-266).

Imaginons que nous fassions un geste particulièrement vulgaire dans le dos de quelqu'un. Lorsque nous faisons cela, nous ne nous jugeons pas, nous ne faisons qu'exécuter un geste spontané. Mais si tout à coup l'autre se retourne et nous voit, nous revenons brusquement à la réalité, nous prenons conscience de la vulgarité de notre geste et nous en éprouvons de la honte. Le regard de l'autre nous objective brutalement, nous oblige à porter un jugement sur nous-mêmes. Pour Sartre la honte n'existe ainsi pas en elle-même, elle n'existe qu'à travers le regard que l'autre porte sur nous.

Nous avons vu que lorsque nous souffrons du regard des autres, c'est parce que nous souffrons du décalage entre l'image que nous avons de nous-mêmes et celle que les autres nous renvoient : ils peuvent nous déclarer peureux alors que nous savons que nous ne le sommes pas, ils nous chosifient. Dans le cas de la honte, c'est différent, car nous nous reconnaissons dans le regard d'autrui. Nous avons honte parce que, tout comme lui, nous nous sommes vus en train de faire un geste vulgaire, nous nous sommes nous-mêmes traités comme un objet. Nous devenons ainsi à nos propres yeux ce que nous sommes pour autrui :

> « [...] ma chute originelle c'est l'existence de l'autre ; et la honte est – comme la fierté – l'appréhension de moi-même comme nature, encore que cette nature même m'échappe et soit inconnaissable comme telle. Ce n'est pas, à proprement, que je me sente perdre ma liberté pour devenir une *chose*, mais elle est là-bas, hors de ma liberté vécue, comme un attribut donné de cet être que je suis pour l'autre. Je saisis le regard de l'autre au sein même de mon *acte*, comme solidification et aliénation de mes propres possibilités » (*ibid.*, p. 309).

Ainsi, autrui, bien qu'il ne nous connaisse que du dehors, bouleverse notre monde et nous révèle à nous-mêmes en nous amenant violemment à nous traiter en tant qu'objet. De nos actes, il fait une nature. Dès lors, pour nous défendre, nous allons faire de même avec lui.

Menaces et conflits entre consciences

Nous voilà poussés à nous identifier à ce que les autres font de nous avec une marge de manœuvre *a priori* réduite. Nous attendons des autres qu'ils fassent preuve de mesure avant de nous juger, mais nous sommes au contraire transformés en moi-objet, facilement ramenés à un trait de caractère ou à un statut qui font obstacle à notre libre arbitre. Nous nous identifions à une tendance ou à une fonction qui limitent nos possibilités de changement. Notre volonté est découragée. Même si demeure en nous l'intuition d'une liberté toujours vivante, le détour par autrui est inévitable et nous oriente vers une conception bien définie de nous-mêmes. L'image est là, nous ne nous appartenons plus vraiment, nous éprouvons un « malaise », affirme Sartre. Ainsi, pour le philosophe, notre *être-pour-autrui* nous révèle à nous-mêmes comme individu au cœur d'un processus violent et contraignant.

Mais, comme nous l'avons vu, ce que nous subissons, nous pouvons à notre tour le faire subir à autrui. Les autres peuvent ressentir la même gêne, la même oppression en notre présence car nous sommes partie prenante de cette lutte entre consciences. Être stigmatisés ne nous empêche pas d'être nous-mêmes un juge implacable aux discours hâtifs et limitatifs. La victime peut aussi être le bourreau, car il est toujours confortable de se contenter de la première impression ou des idées reçues, quitte à réviser par la suite son jugement avec le temps et les circonstances. Il est tentant de juger sur la réputation d'une personne ou de tomber dans les stéréotypes. Ainsi, rien n'empêche un fonctionnaire dit « paresseux » d'en dire autant des pauvres ou des chômeurs. En définitive, chacun de nous se prononce à partir de représentations souvent schématiques et s'inscrit à terme dans des rapports de force fluctuants, positifs ou non, plus ou moins avantageux selon les moments et les situations. Sartre caractérise ainsi les tensions permanentes entre consciences :

> « Tout ce qui vaut pour moi vaut pour autrui. Pendant que je tente de me libérer de l'emprise d'autrui, autrui tente de se libérer de la mienne, pendant que je cherche à asservir autrui, autrui cherche à m'asservir. Il ne s'agit nullement ici de relations unilatérales avec un objet-en-soi mais de rapports réciproques et mouvants [...]. Le conflit est le sens originel de l'être-pour-autrui » (*L'Être et le Néant*, p. 413).

Du conflit peut naître la stigmatisation oppressante d'un homme, d'une femme ou d'un groupe d'individus. Le présent comme le passé ne manquent pas d'illustrations en la matière. Les clichés s'abattent aujourd'hui en nombre sur les immigrés, les jeunes de banlieue, les musulmans, etc. Les amalgames abondent, les confusions dominent ; on mélange le culturel, le social et le religieux pour marginaliser, pour exclure une frange de la population dans des secteurs aussi essentiels que l'emploi ou le logement. Un tel conflit se nourrit de la pensée et des mœurs du moment, relayés par ceux qu'elle accapare en façonnant leurs jugements et leurs attitudes. De sorte que tout le monde peut être l'agent ou la victime d'une normalisation générale, massive et liberticide.

Questions vitales

1. Impossible de *nous* penser sans les autres, ils sont un miroir de nous-mêmes. Cette relation de dépendance est-elle pour vous une évidence ou une surprise ? Cela suscite-t-il chez vous plutôt un réconfort ou une forme d'inquiétude, d'angoisse ?

2. Êtes-vous réceptif aux événements qui vous entourent, sensible aux petites scènes du quotidien ? Avez-vous une âme de contemplatif ou avez-vous du mal à vous défaire de vous-même, autocentré sur votre comportement, vos attitudes ?

3. Parvenez-vous à relativiser le regard des autres, êtes-vous capable d'y prêter une attention détachée ou vous rend-il plus fragile et vulnérable ? À quoi attribuez-vous une telle susceptibilité ?

4. Avez-vous l'impression d'être partie prenante d'un conflit inévitable dont l'enjeu est une certaine perception de soi, un souci de reconnaissance, une volonté de se distinguer, aussi bien morale, professionnelle que sociale ?

La pression normative de la société

L'adage bien connu lorsqu'on évoque la liberté au sein de la société est qu'elle s'arrête là où commence celle des autres. L'idée sous-jacente est que notre liberté se heurte nécessairement à une autre liberté. Qu'est-ce qui limiterait ainsi la nôtre ? Nos institutions peuvent-elles nous la garantir ? Nous bénéficions en droit de la liberté de penser, est-ce pour autant une réalité ? Pouvoir affirmer tout et n'importe quoi sans le moindre recul, selon les tendances du moment, est-ce vraiment être libre ? Ce que nous pensons est-il le simple fruit de notre raison ou bien sommes-nous sans cesse influencés par ce qui nous entoure, par notre histoire, par les médias ?

Penser librement, c'est ainsi d'abord exercer son esprit critique à l'endroit d'une société et de normes qui influencent nos discours, nos choix et nos comportements. Comprendre les conflits entre consciences, cerner le phénomène du déterminisme dont tout le monde peut pâtir, c'est identifier un contexte idéologique d'une grande efficacité. Si le regard, nous dit Sartre, peut emprisonner, si les jugements peuvent rabaisser, ce n'est jamais indépendamment d'un type préétabli de pensées et de conduites qui nous conditionne et contre lequel il nous faut nous battre.

Une pression institutionnalisée

D'où viennent nos critères de jugement, nos valeurs et nos principes ? D'abord d'une éducation, d'un milieu qui, en vertu de certaines règles, forment la perception de soi et des autres. S'établissent très tôt en nous des repères qui délimitent le bien du mal, le bon du mauvais ou le beau du laid. Ainsi, nous risquons de nous sentir gênés le jour où, notre enfant ayant fait une très grosse bêtise ou bien ayant manqué se faire écraser, notre main « part toute seule ». Nous allons sans aucun doute subir des regards désapprobateurs. Nous prenons en effet aujourd'hui pour acquis qu'il est mal de maltraiter un enfant. Mais où commence la maltraitance ? Comment la défi-nissons-nous ? Il n'y a pas si longtemps, en effet, donner une fessée, une gifle (voire même quelques coups de ceinture !) ne prêtait pas à conséquences. Cela pouvait même entrer dans le cadre d'un système éducatif. Nous avons nous-mêmes peut-être reçu une claque étant jeune à la suite d'une bêtise. Repro-duisons-nous le même schéma ? Il y a fort à parier que non, tant la pression actuelle nous oblige à penser que c'est négatif. En France, le débat sur la fessée refait ainsi régulièrement surface, la France n'interdisant pas légalement les punitions physiques. Ce qui n'est pas le cas en Suède, où les institutions interdisent les châtiments corporels de manière absolue, et au Royaume-Uni, où cette interdiction ne concerne que les écoles. Ainsi, si nous vivions en Suède, quand bien même nous penserions qu'une fessée n'est pas un acte violent, les institu-tions nous l'interdiraient tout simplement, nous ne serions pas libres d'agir comme bon nous semble.

Nos valeurs évoluent donc en fonction de notre éducation, de l'histoire de notre société et du lieu géographique où nous vivons. Cela ne nous empêche pourtant pas de les brandir comme des certitudes indiscutables pour séparer l'anormal du normal, pour opérer des différences et des hiérarchies. Juger l'autre, l'accepter ou l'exclure, c'est toujours traduire l'esprit d'une société originale, la particularité exclusive d'une époque.

Nous sommes certes libres de vivre comme nous le souhaitons, mais si nous choisissons de vivre en dehors de la norme majoritaire, nous risquons de rencontrer nombre de difficultés sur notre chemin. Nous pouvons ici penser par exemple aux « gens du voyage » qui ont occupé l'actualité tout récemment. Dénomination sous laquelle ont d'ailleurs été amalgamées toutes sortes de communautés différentes, françaises ou non. Le débat fut passionné, et l'on voit comment ce mode de vie singulier a pu provoquer le rejet, de même qu'un discours d'exclusion de la part des institutions.

Le conflit entre consciences, où se joue la liberté de chacun, est donc sous-tendu par les conflits, économiques, sociaux, ethniques, religieux, etc., inhérents à toute collectivité. Le déterminisme sous toutes ses formes, que l'on parle de l'inné, de l'acquis, d'une représentation philosophique ou religieuse de l'homme, y tient une place importante en ce qu'il s'inscrit dans un discours général censé fédérer autour du *même* en stigmatisant l'*autre*.

Dis-moi ce que tu possèdes, je te dirai qui tu es...

En son temps, dans les années 1950, Roland Barthes fit de certains objets les révélateurs d'une époque et de sa mentalité. Son livre *Mythologies* devait nous permettre de mieux comprendre une conscience collective articulée autour de personnalités, de phénomènes ou de produits emblématiques tels le *Guide bleu* ou la nouvelle Citroën. Qu'en est-il actuellement ? Nul doute que le mouvement s'est amplifié jusqu'à atteindre un rythme insensé. Il n'y a pas si longtemps, le 4x4, massif et incontournable, nous plaçait – au sens propre comme au sens figuré – au-dessus des autres, il était le symbole de notre réussite, de notre pouvoir, il nous donnait l'image d'un être en mesure d'écarter tous les obstacles de sa route pour s'imposer. Si nous sommes aujourd'hui les heureux possesseurs d'un iPhone, nous incarnons la modernité : nous sommes au courant de tout à tout moment, nous pouvons tout faire parce que nous avons une application pour tout, bref, nous sommes un être complet ! L'exemple d'Internet est encore plus éloquent. Internet n'est plus une question de choix, c'est une obligation. Nous sommes ainsi de plus en plus poussés à effectuer nos démarches administratives en ligne, qu'il s'agisse de payer nos impôts (nous sommes même alors gratifiés d'un délai supplémentaire...), de déclarer la création d'une entreprise, d'enregistrer les choix universitaires de nos lycéens, etc. Dès lors, ne pas posséder Internet, c'est être tout simplement anormal.

Toujours plus nombreux et diversifiés, les produits « significatifs » se renouvellent aujourd'hui à une vitesse incroyable selon les modes et les tendances. Ils sont devenus les « marqueurs » de nos niveaux de vie au sein d'une hiérarchie sociale définie. Ils révèlent la logique de notre monde, les lois implacables d'une société consumériste définissant l'Être à partir de l'Avoir. Comment ignorer que l'appartenance ou l'exclusion, à l'échelle d'un groupe ou de la société, se constituent à partir des choses, des catégories et des genres qu'elles désignent ? Plus que jamais vecteur de sens, l'apparence est au centre de la valorisation personnelle ou de la mésestime de soi. Dans un ordre social établi, elle est au cœur d'une guerre ouverte aux préjugés qui fait des ravages. Résultat ? Des tensions entre personnes, des oppositions entre groupes, de la violence, de la frustration et un mal-être dont témoignent la consommation accrue d'anxiolytiques, le recours grandissant aux psychothérapies en tout genre.

Une esthétique du corps toute-puissante

À côté des normes morales, intellectuelles ou politiques, difficile d'évoquer l'oppression actuelle de l'apparence sans faire un rapide détour par le diktat du corps et ses dommages collatéraux. Trois prescriptions catégoriques : santé, minceur et jeunesse ! Omniprésents, les canons de la beauté standard s'imposent dans les magazines, les pubs ou les films, s'incarnent dans les icônes, dans les demi-déesses ou les demi-dieux d'une perfection idéale. Indissociables d'un marketing articulé autour de la cosmétique et de la chirurgie esthétique, ces normes s'accompagnent d'un hygiénisme lié au culte du sport et du bien-être, de la fréquentation des spa ou des cures de remise en forme. Au cœur des relations sociales, notre corps est l'objet de toutes les attentions, nous le surveillons sans relâche, parfois jusqu'à l'obsession, Rien de pire ainsi que de tomber dans certaines catégories qui sonnent comme des sentences, des condamnations ; rien de pire que d'être l'objet de désignations que le langage lui-même évite à coups d'euphémismes : « être enveloppé » ou « faire partie des seniors ». Et quelle tragédie lorsque nous vivons tout cela comme une double peine : ne pas être dans la norme et culpabiliser à l'idée d'en être en partie responsable. Avons-nous vraiment fait notre possible ? Comment en sommes-nous arrivés là au regard des moyens maintenant mis à notre disposition ?

Conformité et aliénation

Tout comme nos professeurs pouvaient attendre de nous du travail et des bonnes notes, tout comme nos parents attendaient que nous soyons bien élevés, aimables avec autrui, la société ne peut se dispenser de codes généraux et normatifs à respecter. Elle accorde ainsi aujourd'hui une place essentielle à l'hédonisme, aux plaisirs, à la jouissance sous toutes ses formes. Nous devons fuir la souffrance ou la cacher en gardant pour nous nos doutes, nos angoisses et notre mal-être. Nous sommes abreuvés d'informations (d'ordres ?) qui nous donnent la marche à suivre pour que nous soyons bien, heureux dans le meilleur des mondes : triez vos déchets, mangez cinq fruits et légumes par jour (bio !), ne fumez pas, ne buvez pas. Si nous voulions nous conformer à l'intégralité des normes dictées par la société, il y aurait de quoi devenir fou.

Au fond, pour Sartre, ce sont toujours les institutions, au premier rang desquelles l'école, l'éducation, qui nous assignent notre nature et notre fonction, notre rôle bien défini. Ce sont les conventions qui modèlent les discours et les conduites, qui font obstacle à notre liberté en générant des automatismes de pensée et d'action. Elles astreignent à une représentation de nous-mêmes et des autres en chassant le plus possible l'éventualité du changement et de la nouveauté.

S'intéressant au cadre professionnel, notre philosophe, dans *L'Être et le Néant*, examine le cas d'un garçon de café. Il en conclut que, sous peine d'être licencié, il se doit de se conformer parfaitement à ce que les gens attendent de lui, à savoir ne pas simplement servir mais, sans relâche, incarner pleinement l'archétype du garçon de café : courir presque entre les tables en tenant son plateau en l'air avec dextérité, être empressé, plein de sollicitude à l'égard du client, etc. Il doit se conformer à son rôle social, *être* ce qu'on attend de lui :

> « Voilà bien des précautions pour emprisonner l'homme dans ce qu'il est. Comme si nous vivions dans la crainte perpétuelle qu'il n'y échappe, qu'il ne déborde et n'élude tout à coup sa condition » (*L'Être et le Néant*, p. 96).

Décalage et exclusion

Un conformisme aliénant est en place. Si nous le refusons et que nous nous retrouvons, volontairement ou non, à la marge, nous risquons fort de nous retrouver exclus. Au travail, nous ne pouvons pas par exemple décider seuls d'effectuer une tâche autre que celle pour laquelle nous avons été embauchés. De même, parmi nos proches, si nous sortons du rôle qui nous a été attribué dès notre enfance, nous risquons de nous heurter à une incompréhension totale voire à un rejet.

Ainsi, identifier et imposer des modes de vie et de pensée, dénoncer ce qui s'en distingue se présente comme la garantie de l'ordre et de la stabilité d'une collectivité où chacun est à sa place et correspond exactement à ce qui est attendu de lui. L'ordre ne doit pas être bousculé, l'argument déterministe s'inscrit dans une logique qui préfère l'être au devenir, le statique au dynamique. Aux habitudes, aux traditions, à la répétition des mêmes attitudes et des mêmes paroles d'enraciner les mêmes choses. Le garçon de café n'a aucune raison de se représenter autrement. De même un voyou reste un délinquant, il est vain de tenter quoi que ce soit à son égard (le système carcéral actuel n'exprime rien d'autre). L'émancipation des femmes a ses limites et compose naturellement avec l'inégalité des statuts ou des salaires par rapport aux hommes.

C'est un fait, les institutions rechignent au changement, elles s'efforcent de circonscrire et d'exclure ce qui peut les bousculer ou les transformer. Elles pointent du doigt la singularité, rejettent la différence, obligent quantité de gens à vivre leur rôle sous la contrainte, leur donnent l'impression d'être en décalage, de ne pas avoir choisi leur vie. Elles les condamnent aussi à vivre dans le mal-être, la phobie sociale et l'isolement.

Conscient des dangers de la logique déterministe, Sartre se donne pour tâche, au-delà des oppositions théoriques entre intellectuels ou des engouements superficiels (on pense à la mode existentialiste de l'après-guerre), de sortir sa philosophie de l'abstraction spéculative pour la mettre à la disposition de chacun. Car la philosophie peut s'inscrire dans un projet individuel et collectif pour transformer la vie à partir de la conscience pleine et entière d'une liberté retrouvée, ce que nous allons à présent chercher à comprendre.

Questions vitales

1. Vous êtes-vous déjà interrogé sur l'origine ou les fondements de vos critères de jugement ? Selon vous, quelle place l'éducation y tient-elle ? Peut-on la dissocier d'un milieu, d'une époque et de son idéologie politique, économique ou culturelle ?

2. Prendre conscience du déterminisme vous permet-il de prendre du recul par rapport à votre façon de penser ? Êtes-vous davantage en mesure de reconsidérer des réactions négatives, des attitudes d'exclusion que vous avez subies ou que vous avez fait subir aux autres ?

3. Y a-t-il selon vous une spécificité des pressions exercées sur chacun d'entre nous par la société de consommation ? Essayez d'analyser la façon dont une société normative, rivée à l'apparence physique, aux canons de la beauté et aux impératifs de la mode, façonne les consciences et les relations interindividuelles ?

4. Vous sentez-vous conforme à ce que l'on attend de vous ? Est-ce une source de tranquillité ou au contraire une cause d'ennui, de frustration, de tourments ? Jouez-vous votre rôle social dans l'apaisement ou dans la contrainte ?

5. N'avez-vous jamais eu envie de remettre en cause les conventions, de vous affirmer comme un *autre*, de changer de vie ? Pourquoi n'avoir jamais franchi le pas ? Par peur de surprendre, de briser la représentation que la société et les autres ont de vous ?

La conscience, libre puissance créatrice

L'homme n'est pas une chose, il pense

Pris au piège du regard que les autres posent sur nous, du rôle que notre parcours personnel et la société semblent nous assigner, nous voici écrasés sous le poids d'un fatalisme qui nous paralyse et nous lie les mains. Nous voici ramenés au statut d'objet.

Au travail, nous avons ainsi parfois l'impression de n'être qu'un simple rouage d'une chaîne mécanique, facilement remplaçable par un autre, identique. Nous voyons souvent des personnes utilisées comme des objets, telles ces jeunes femmes, chaque année, au Salon de l'automobile, dont le corps sert de faire-valoir à une machine à quatre roues. Qui ne s'est jamais senti méprisé, non respecté à sa juste valeur ? Pressentant que nous sommes plus que le fruit d'un déterminisme implacable, qu'un individu ramené à une image, à une représentation bien définie, il nous prend alors l'envie de crier, tel Patrick McGoohan dans la série télévisée *Le Prisonnier* : « Je ne suis pas un numéro, je suis un homme libre ! »

Pour Sartre c'est la pensée, la conscience, qui fait toute l'originalité et la dignité de l'homme au sein de la nature. L'être humain n'est pas une chose – un objet, un élément ou un animal –, il dépasse l'ordre naturel où domine la logique déterministe, lui seul peut être la cause première de ses décisions et de ses actions :

> « [...] cette théorie [l'existentialisme] est la seule à donner une dignité à l'homme, c'est la seule qui n'en fasse pas un objet. Tout matérialisme a pour effet de traiter tous les hommes, y compris soi-même, comme des objets, c'est-à-dire comme un ensemble de réac-

tions déterminées, que rien ne distingue de l'ensemble des qualités et des phénomènes qui constituent une table ou une chaise ou une pierre. Nous voulons constituer précisément le règne humain comme un ensemble de valeurs distinctes du règne matériel » (*L'existentialisme est un humanisme*, p. 57-58.).

Le projet de Sartre est clair : réhabiliter l'homme dans sa différence, argumenter contre les théories et les pratiques qui vont à l'encontre de notre liberté. Multifacette, la conscience de l'homme entraîne un perpétuel mouvement qui lui ouvre un océan de possibles. Mieux la comprendre nous permettra de saisir qu'elle est indissociable du libre arbitre, et que cette liberté implique une responsabilité qui nous plonge parfois dans l'angoisse.

Deux façons d'être : en-soi et pour-soi

L'objet répond à une définition et à des fonctions déterminées. Ainsi, la table de notre salon, définie comme un objet composé d'un plateau reposant sur un ou plusieurs pieds, nous permet par exemple d'y poser des couverts en vue d'accueillir des invités. Cet objet est juste là, présent, identique à lui-même, envisagé selon l'usage qu'on peut en faire et dépendant de ceux qui l'utilisent : son essence précède son existence. Il n'a aucun rapport à soi. Notre table ne sait pas qu'elle est, elle ne se pose pas de questions, elle est encore moins autonome : personne n'a jamais vu une chose se modifier en vue de plaire à son propriétaire !

En revanche, qu'une table se mette à vivre sa vie et à éprouver des sentiments dans un film d'animation ne nous surprend pas. L'art, qu'il s'agisse de cinéma, de peinture ou de littérature, en tant que fruit de l'imagination humaine, est en effet en mesure de transfigurer les choses, de les humaniser et de leur rattacher des intentions et des sentiments. Mais l'imaginaire n'est pas le réel. Dans la réalité, notre table, prisonnière d'elle-même, reste au quotidien tristement ce qu'elle est jusqu'à sa destruction, Sartre dit qu'elle *coïncide* en permanence avec elle-même, avec son essence, qu'elle est *en-soi* :

> « Cette adéquation, qui est celle de l'en-soi, s'exprime par cette simple formule : l'être est ce qu'il est. Il n'est pas, dans l'en-soi, une parcelle d'être qui ne soit à elle-même sans distance. Il n'y a pas dans l'être ainsi conçu la plus petite ébauche de dualité ; c'est ce que nous exprimerons en disant que la densité d'être de l'en-soi est infinie. C'est le plein [...]. De cette table, je puis dire qu'elle est purement et simplement cette table » (*L'Être et le Néant*, p. 112).

Sans « la plus petite ébauche de dualité », l'en-soi renvoie ainsi à l'unité par excellence, indivisible, sans faille, « infinie » ; le « plein » à l'état pur. Ceux parmi vous qui possèdent un chat n'ont-ils jamais envié ce compagnon immuable que rien ne paraît pouvoir perturber, qui ne semble jamais assailli de doutes ? Car nous humains sommes en revanche souvent agités par une multitude de pensées. Et pour répondre à cette agitation, il nous arrive, la veille d'une réunion importante, d'une compétition sportive ou d'un premier rendez-vous amoureux, de nous adresser des encouragements : « Tu peux le faire », « Ça va aller », « Il n'y a aucune raison d'avoir peur ». Et nous sommes tout aussi capables de nous adresser quantité de reproches si le succès n'est pas au rendez-vous…

En somme, lorsque nous pensons, nous nous dédoublons. Nous détachant ainsi de nous-mêmes, nous prenons conscience de notre existence et devenons ce que Sartre appelle un être *pour-soi*. Dès lors nous comprenons que nous sommes à la fois spectateurs et acteurs, observateurs et observés.

Surgir du néant

Si nous perdons un proche, nous sommes conscients d'être malheureux parce que nous nous *voyons* prostrés, sangloter, ou parce que nous le disons à un ami. Le jour où nous apprenons que l'être aimé nous aime en retour, nous sommes conscients d'être heureux car nous nous *voyons* tout sourire, bondissant, le cœur léger. Nous nous trouvons donc à nouveau à l'écart de nous-mêmes, dans une distance qui nous empêche d'être tout à fait ce que nous éprouvons. En nous trouvant un peu « en dehors », nous constatons notre bonheur ou notre malheur, mais nous savons que cette émotion correspond à un moment donné, que demain cet état peut changer. Nous ne nous confondons donc jamais en totalité avec notre vécu, nous ne coïncidons jamais tout à fait avec nous-mêmes, contrairement à l'être en-soi. Nous sommes, selon Sartre, *présents à nous-mêmes* :

> « En effet, toute "présence à" implique dualité, donc séparation au moins virtuelle. La présence de l'être à soi implique un décollement de l'être par rapport à soi. La coïncidence de l'identique est la véritable plénitude d'être, justement parce que dans cette coïncidence il n'est laissé de place à aucune négativité » (*L'Être et le Néant*, p. 115).

Qu'est-ce que cette « négativité » ? Alors qu'une chose désigne le « plein » par excellence, comment concevoir un vide au cœur de la conscience ? Ce mouvement perpétuel que nous faisons vers l'extérieur, ce décalage, fait de notre conscience un éternel ailleurs impossible à définir aussi clairement que la table de notre salon que nous évoquions. Or, si l'on ne peut la définir, si elle est vide de sens, c'est qu'elle n'est rien. Voilà pourquoi Sartre la caractérise de *néant*.

Lorsque nous disons à un ami que nous nous sentons vides, nous faisons état d'un mal-être qui nous rend inertes, sans énergie, sans capacité à avancer et à faire des choix. Sartre nous dit au contraire que ce vide en nous, ce néant, n'est pas en fait un défaut mais une qualité, non une limite mais un potentiel formidable. Le vide ne justifie aucun renoncement, mais nous invite au contraire à l'expression pleine et entière de notre volonté par rapport à ce que nous voulons être ou avoir, par rapport aux buts que nous visons : aller au théâtre, devenir charpentier, changer de couleur de cheveux. L'expression « sauter dans le vide » n'exprime-t-elle pas l'idée d'un saut vers un inconnu où tout est possible ?

Du néant nous surgissons donc en tant que sujets pensants et désirants. Ce néant est conçu comme une brèche dans l'être, comme une ouverture au sein de l'en-soi, qui lui préexiste :

> **« Le pour-soi, en effet, n'est pas autre chose que la pure néantisation de l'en-soi ; il est comme un trou d'être au sein de l'Être »** (*ibid.*, p. 681).

Le monde est notre reflet

Imaginez que vous partez demain pour un an avec une amie faire le tour du monde. Elle souhaite partir à la découverte de personnes de culture différente, vous avez quant à vous envie de faire une pause dans votre parcours professionnel. Ce voyage est pour elle l'occasion d'apprendre, c'est pour vous l'occasion d'échapper à votre quotidien. Vos motivations ne sont donc pas les mêmes, qu'en est-il du monde que vous allez découvrir ? Il n'y aurait en fait qu'à demander une définition du monde pour constater l'étendue de réponses différentes qui seraient données. Certains diraient que c'est une planète, d'autres une création divine, d'autres encore l'ensemble des humains vivant sur la Terre. Il ne saurait donc exister une réalité en dehors du sens que nous lui donnons :

> « La conscience et le monde sont donnés d'un même coup : extérieur
> par essence à la conscience, le monde est, par essence, relatif à elle »
> (*Situations I*, p. 32).

À travers la relation qui unit la pensée au réel, Sartre nous dit que c'est notre conscience qui donne naissance au monde, c'est elle qui fait émerger des réalités dans le temps et l'espace, elle est à l'origine d'un univers représenté et composé d'une infinité de choses. Toute pensée individuelle recompose donc le monde à sa manière.

De plus, notre perception varie en fonction de nos états, de nos goûts, des moments de notre vie. Si nous tombons malades, par exemple, nos priorités changent. Alors que rester tard au bureau nous semblait important et accaparait tout notre temps, nous trouvons à présent beaucoup plus important de nous consacrer à notre famille. La maladie nous recentre sur l'essentiel, nous amène à considérer les choses autrement. Les disputes autour du tube de dentifrice non rebouché deviennent futiles, accessoires. De même trouver enfin l'amour nous transforme. Transportés par une énergie positive, nous devenons plus réceptifs et sociables, soucieux de partager généreusement notre bonheur. Notre perception des autres change. Et rien de bien étonnant à ce que ce qui nous passionnait étant enfants ne nous intéresse plus aujourd'hui.

Chacun d'entre nous pose ainsi un regard différent sur les choses. L'artiste se plongera dans la contemplation des nuances de bleu du ciel quand le religieux y verra la porte d'entrée du royaume de Dieu. Chaque conscience imprègne le réel à sa façon en le valorisant. À chaque conscience son propre univers !

C'est dire que la perception des gens, des choses et des événements est proprement subjective : non seulement elle relève de la conscience, mais elle est aussi personnelle, toute singulière. En réalité, nous sommes multiples, et nos attirances ou nos aversions, nos enchantements ou nos peines varient selon les événements, les circonstances de notre vie, comme varient nos avis sur le monde et sur nous-mêmes.

Du bonheur de n'être rien

Être conscient, c'est donc être présent à un monde singulier. C'est aussi, nous l'avons vu, être présent à soi, aux prises avec la mobilité, avec la diversité des étapes qui jalonnent notre existence. En observant nos multiples facettes selon les moments d'une journée ou les époques de notre vie, nous sommes toujours, au sein de l'unité de la conscience, cet « autre » soumis au devenir, au passage, à la transformation. Notre corps change, mais aussi nos états d'âme, nos émotions, nos désirs. Au cours d'une même journée nous pouvons être enthousiastes, remplis de vie, et tout à coup abattus si l'on nous annonce une mauvaise nouvelle.

Alors que sommes-nous en définitive ? Un sujet pensant, une conscience active qui interdit toute coïncidence parfaite avec soi, se déployant à partir d'un vide qui autorise la diversité au passé, au présent, et ouvre sur une liberté de choix au futur :

> « Le néant est toujours un *ailleurs*. C'est l'obligation pour le pour-soi de n'exister jamais que sous la forme d'un ailleurs par rapport à lui-même, d'exister comme un être qui s'affecte perpétuellement d'une inconsistance d'être » (*ibid.*, p. 116).

Cette « inconsistance d'être » n'est rien d'autre que la liberté pour Sartre. Elle nous distingue de la chose, rivée à elle-même, incapable de changement, prisonnière d'elle-même. En fait, le rapport à soi suppose le libre jeu d'expériences, de possibilités de vie infinies, et justifie le refus d'une « essence » de l'homme : il n'y a pas de modèle préétabli à partir duquel seraient constitués tous les êtres humains, une frange de l'humanité ou telle personne dans sa singularité. Échappant toujours à nous-mêmes, nous ne pouvons ni penser ni agir sur fond d'une définition qui déterminerait nos choix et nos actes. Perpétuellement à distance, nous ne sommes rien au départ sinon un être libre amené à se définir – nous y reviendrons – à travers ses actions. Et si nous ne sommes rien, cela signifie que nous pouvons être tout ! L'homme n'est pas, il existe, c'est-à-dire, étymologiquement, il « sort de », il est « en dehors de » lui-même. Rien ne peut donc le spécifier une fois pour toutes ! En lui seul « l'existence précède l'essence » :

> « Qu'est-ce que signifie ici que l'existence précède l'essence ? Cela signifie que l'homme existe d'abord, se rencontre, surgit dans le monde, et qu'il se définit après. L'homme, tel que le conçoit l'existentialiste, s'il n'est pas définissable, c'est qu'il n'est rien. Il ne sera qu'ensuite, et il sera tel qu'il se sera fait » (*L'existentialisme est un humanisme*, p. 29).

Questions vitales

1. La vie est-elle pour vous comme un jeu d'échecs dont vous seriez un pion que l'on déplace, ou bien autre chose, plus que cela ? Vous êtes-vous déjà interrogé sur la spécificité et la dignité de l'homme ? Quelles sont les facultés propres à l'espèce humaine, en quoi l'homme est-il différent d'un objet, d'un animal ou de la nature ? Quelles conséquences en tirez-vous dans votre vie personnelle ?

2. Penser c'est se penser, c'est être en rapport avec soi sous la forme d'une étonnante dichotomie. Ressentez-vous cette impression de dualité en vous ? Comment se manifeste-t-elle ? Qu'implique-t-elle chez vous ?

3. Lorsque vous pensez ce qui vous entoure, lorsque vous percevez des choses, avez-vous le sentiment d'être plutôt actif ou passif ? Votre conscience laisse-t-elle les réalités venir à elle ou n'est-elle

pas un mouvement vers celles-ci ? Ce but n'est-il pas le reflet des valeurs, des centres d'intérêt, des projets de chacun ? Qu'en conclure sur l'objectivité du monde que nous percevons ?

4. Que vous évoque la notion de vide, de néant ? Un sentiment d'inertie ? Vous semble-t-il possible de l'envisager au contraire comme la ligne de départ vers une infinité de possibles ? En n'étant rien ne pourrions-nous pas être tout ?

Notre situation n'est qu'un possible parmi d'autres

Notre pessimisme et notre résignation naissent de notre croyance en un conditionnement insurmontable. Or, selon Sartre, nous ne sommes rien à l'origine sinon des êtres totalement libres. Mais au cours de notre vie, notre liberté s'exerce au sein de circonstances différentes, d'époques différentes. Ainsi, si nous sommes aujourd'hui médecins, nous ne le sommes pas depuis notre naissance. Nous avons d'abord été enfants, puis suivi une scolarité, eu l'envie de devenir médecins, fait l'école de médecine, etc. Notre corps lui-même a changé, nous avons été tantôt tristes tantôt gais, nous avons eu de nouveaux amis, peut-être déménagé. Notre situation n'est ainsi jamais la même, Ce qui fait dire à Sartre :

> « Il n'y a de liberté qu'en *situation* et il n'y a de situation que par la liberté » (*L'Être et le Néant*, p. 546).

Sartre, à travers cette citation, affirme que nous sommes confrontés à des réalités, à des situations faites de difficultés, de « résistances » ; mais celles-ci révèlent notre liberté – une bête ne peut être en situation. Et c'est en outre à chacun de nous de donner une signification – chance, malchance, etc. – à ce qui lui arrive selon ses « projets ». Ce que nous sommes à un moment précis de notre vie ne peut donc constituer une fatalité. Le fait que nous soyons *en situation* nous permet toujours de changer et d'évoluer. Encore faut-il préalablement comprendre le lien étroit qui unit en nous le passé, le présent et le futur.

Les situations sont multiples

La vie nous offre une multitude de situations différentes. Certaines sont quotidiennes, habituelles : le fait d'accompagner nos enfants à l'école, d'utiliser le même moyen de transport pour nous rendre au travail, de profiter de nos loisirs pour satisfaire nos hobbies, etc. Certaines sont inattendues et brisent la routine par leur caractère imprévisible : tomber par hasard sur un ami d'enfance, avoir une altercation avec quelqu'un, se perdre dans une ville inconnue.

Et puis il y a les situations générales qui définissent notre vie à un moment donné : être étudiant, employé ou sans profession ; avoir de gros moyens ou pas ; bénéficier de tel ou tel statut social ; être célibataire ou en couple ; être plein de projets, avide de multiplier les expériences ou dans une période de déprime où la lassitude domine.

Chacune de ces situations s'explique par notre passé, rend compte de notre présent, et nous laisse au futur peu de perspectives de changement si nous nous plaçons dans une logique déterministe.

Nous ne serons jamais comblés

Notre « identité » au présent est donc constituée d'éléments divers et variés (situation familiale, sentimentale, professionnelle, état psychologique, etc.). Elle est aussi, comme nous l'avons vu, rattachée à un vide, à un « manque d'être » qui nous différencie d'une simple chose. Nous sommes toujours comme spectateurs et « séparés » de nous-mêmes, non seulement au présent mais aussi au futur. Ainsi, tout comme nous ne coïncidons jamais avec nos émotions, nous ne coïncidons pas non plus avec notre situation. Le vide au cœur de notre conscience nous pousse toujours vers l'ailleurs, notre manque nous pousse à désirer, et nous nous projetons tous « au-delà » de notre situation actuelle pour imaginer ce que nous pourrions être ou avoir.

Mais nous ne serons jamais sur le mode de l'en-soi, en parfaite adéquation avec nous-mêmes, avec l'être et le bonheur auquel nous aspirons : ce bien-être total et durable, cet équilibre psychologique à toute épreuve, cet amour parfait et perpétuel, cette harmonie constante et inaltérable. En bref nous ne serons jamais comblés, nous serons toujours habités par un vide potentiellement source d'insatisfaction :

> « Le désir est manque d'être, il est hanté en son être le plus intime par l'être dont il est désir. [...] La réalité humaine est dépassement perpétuel vers une coïncidence avec soi qui n'est jamais donnée » (*L'Être et le Néant*, p. 126 et 128).

Une insatisfaction fertile

En fait, pour Sartre, tout se passe comme si nous rêvions d'être Dieu :

> « Être homme, c'est tendre à être Dieu ; ou, si l'on préfère, l'homme est fondamentalement désir d'être Dieu » (*ibid.*, p. 626).

Lorsqu'on dit de quelqu'un qu'il se prend pour Dieu, c'est généralement pour signifier qu'il est un peu mégalomane, qu'il se croit tout-puissant, voire qu'il est un peu autoritaire. Pour l'existentialisme athée de Sartre, Dieu n'est pas un être supérieur éternel, intangible et cause de lui-même. Il n'est que la projection de notre idéal humain, la sublimation suprême du désir logé en chacun de nous : être définitivement satisfait, ne plus rien avoir à désirer, être dans une fusion parfaitement harmonieuse avec nous-mêmes. Un doux rêve qui alimente sans cesse notre imaginaire.

Mais nous courons là après un absolu impossible. Pour Sartre Dieu n'existe pas. Nous sommes seuls au monde, libres, en décalage permanent avec nous-mêmes, animés par un manque auquel nous pouvons donner sens. Si nous en avons assez, par exemple, de travailler en tant que salarié au sein d'une société très hiérarchisée qui nous laisse peu de marge de manœuvre, nous aspirons à travailler seuls en tant qu'indépendants. Notre vide nous permet ainsi d'élaborer des perspectives d'avenir car nous lui donnons un sens et une orientation constructive.

Ainsi, tout comme notre vide intérieur nous offrait une infinité de possibles, notre insatisfaction, parce qu'elle nous amène à nous refuser tels que nous sommes, motive notre esprit d'invention, sollicite notre esprit d'initiative, nous permet de nous tourner vers l'éventualité de rencontres et d'expériences sans lesquelles nous ne pourrions nous découvrir, nous renouveler et nous dépasser. L'insatisfaction ne doit donc pas être condamnée en elle-même, tout dépend de ce que nous en faisons. Si nous continuons à travailler au sein de notre société très hiérarchisée, notre insatisfaction devient la cause de souffrances et de frustrations. Mais si nous devenons effectivement un travailleur indépendant, notre insatisfaction nous aura permis d'exprimer notre liberté.

Nous sommes le résultat de notre passé...

Si notre présent nous amène à nous projeter dans un futur représenté comme un espace de liberté, quel regard porter sur notre passé ? Irréversible, nous ne pouvons le modifier. Si nous nous sommes cassé la jambe en faisant du ski hors piste à l'âge de 17 ans, nous ne pouvons absolument rien changer à cet état de fait. Nulle action concevable sur ce qui est révolu, notre vécu demeure fixé à jamais. Mais parce que nous nous sommes cassé cette jambe, il se peut que nous soyons aujourd'hui plus vigilants lorsque nous skions. Peut-être même que nous ne skions plus du tout si cet accident a été un réel traumatisme. Notre passé influence donc notre présent. Notre personnalité, nos goûts, nos préférences sont le résultat d'un long processus qui remonte à notre enfance. « Je *suis* mon passé », affirme même Sartre. Car il n'y a pas de coupure entre notre passé et notre présent, l'un affecte forcément l'autre, et le lien est évident entre ce que nous avons vécu, ce que nous avons été et ce que nous sommes :

> « En ce sens je *suis* mon passé. Je ne l'ai pas, je le suis : ce qu'on me dit en touchant un acte que j'ai fait hier, une humeur que j'ai eue, ne me laisse pas indifférent : je suis blessé ou flatté, je me cabre ou je laisse dire, je suis atteint jusqu'aux moelles. Je ne me désolidarise pas de mon passé » (*L'Être et le Néant*, p. 153).

L'exemple de l'amnésie est intéressant. Si nous perdons tout à coup la mémoire, nous n'avons plus aucun repère. Nous ne pouvons plus nous identifier grâce à des lieux, à des personnes ou à des moments. La perte de notre monde équivaut à la perte de nous-mêmes. En conséquence, le passé est essentiel pour donner du sens aux êtres et aux choses, il est essentiel pour que nous puissions nous penser au présent à travers notre histoire singulière, personnelle. Sans notre passé, nous ne sommes rien.

> « Le passé est présent et se fond insensiblement dans le présent ; [...] tout ce que je *suis*, j'ai à l'être sur le mode de l'avoir-été » (*ibid.*, p. 553).

... mais le passé ne fait pas tout

Mais comme nous l'avons vu, nous ne devons pas faire de notre vécu quelque chose d'aliénant et nous identifier à lui. D'ailleurs, au sens strict, nous ne le pouvons pas. D'abord parce qu'au présent nous devenons toujours autre chose, ensuite parce qu'il existe toujours un néant qui nous sépare de celui que nous avons été. Le passé de notre vie est là, il nous appartient, il n'est rien d'autre que de l'en-soi qui s'offre à nos impressions et à nos sentiments :

> « Le passé se donne comme du pour-soi *devenu* en-soi. Cette honte, tant que je la vis, n'est pas ce qu'elle est. À présent que je *l'étais*, je puis dire : *c'était* une honte ; elle est devenue ce qu'elle était, derrière moi ; elle a la permanence et la constance de l'en-soi, elle est éternelle à sa date, elle a la totale appartenance de l'en-soi à soi-même » (*ibid.*, p. 158).

S'il est de l'en-soi, le passé nous appartient dans la mesure où il n'exclut pas notre liberté. En effet, comme le présent, nous le valorisons ou non selon nos désirs et l'existence à laquelle nous aspirons. Nous choisissons notre passé en fonction de nos visées d'avenir. Nous retenons un fait, un événement, une rencontre, nous leur attribuons un sens dans l'optique de certains choix de vie. Notre rapport au passé est ainsi subjectif, il nous ressemble, l'interprétation de notre vécu est à l'image de ce que nous sommes ou voulons être. Pourquoi un fait jusqu'alors anecdotique prend-il de l'importance ? Parce que nous pouvons y reconnaître sa dimension annonciatrice. Nous entendons souvent des comédiens reconsidérer avec émotion leur enfance, leur joie à susciter l'attention de leurs camarades de classe à travers des imitations, des petites mises en scène du quotidien, leur propension à incarner des personnages. De même le mécanicien prendra plaisir à raconter combien il aimait démonter et remonter ses petites voitures étant petit, passant sous silence le long temps passé à prendre des cours de dessin, tout simplement parce que ce loisir n'a pas de rapport avec son présent et ses projets.

Notre liberté est irréductible

Au cours de notre existence, nous faisons de temps en temps un état des lieux de notre vie : au passé, au présent, est-elle satisfaisante ? Enviable ou pas ? Que devons-nous faire, nous en contenter ou en changer ? Nous demandons même parfois son avis à un ami : « Tu crois que j'aurais dû suivre une filière scientifique ? » ; « Tu crois qu'il est temps que je fasse un enfant ? » Sur toutes ces questions, la position de l'existentialisme est claire : parce que nous sommes conscients et donc en rapport avec nous-mêmes au passé, au présent et au futur, nous sommes totalement libres et décidons seuls de ce que nous devenons.

Certes, au présent, nous sommes « en situation », dans la mesure où nous avons un métier, une vie sentimentale, des passions. Mais en dehors de nous, personne ne peut se prononcer sur ce que nous vivons. Nous seuls pouvons affirmer si notre situation est négative ou positive, à modifier ou non. Dire qu'une situation, par exemple un deuil ou une maladie grave, est insupportable dans l'absolu, affirmer qu'elle doit nécessairement engendrer telle ou telle conséquence comme on parle d'un verre qu'on laisse tomber en sachant qu'il va se briser, c'est concevoir notre comportement et notre jugement comme on le fait avec les phénomènes naturels, c'est-à-dire selon un schéma déterministe, un enchaînement causal inéluctable : les mêmes causes produisent les mêmes effets.

Revenons à notre projet de devenir travailleur indépendant. Si nous ne faisons rien pour le concrétiser, au présent, dans notre quotidien, nous sommes aigris, frustrés, malheureux. Si en revanche nous commençons à nous renseigner, nous sommes enjoués, notre avenir nous semble radieux. Notre perception du présent diffère donc en fonction de notre objectif. Passé et présent ne trouvent leur sens que par rapport à notre vision du futur.

Pour Sartre, nous sommes ainsi un perpétuel « projet ». Nous ne pouvons comprendre – prendre – nos décisions qu'à partir de nos désirs. En somme, personne n'est déterminé, nous sommes tous libres de nos choix « en situation ». Nos jugements et nos actions (ou notre inaction) doivent être mis en relation avec notre représentation de l'avenir. Nous dépassons, nous « transcendons » toujours ce que nous sommes au regard de ce que nous voulons être. Nous sommes des sujets libres au présent et nous nous définissons par nos actes. Donc nulle fatalité, aucune prédestination conditionnant l'existence, aucune raison de baisser les bras ! Au contraire, des possibles sont toujours envisageables ! Constat optimiste qui a sa contrepartie inévitable : une responsabilité absolue. Notre vie nous déçoit ? Nous avons honte de ce que nous sommes ? À nous de nous en vouloir et à personne d'autre :

> « Ce que dit l'existentialiste, c'est que le lâche se fait lâche, que le héros se fait héros ; il y a toujours une possibilité pour le lâche de ne plus être lâche, et pour le héros de cesser d'être un héros. Ce qui compte, c'est l'engagement total, et ce n'est pas un cas particulier, une action particulière, qui vous engagent totalement » (*L'existentialisme est un humanisme*, p. 55-56).

L'« essentiel » reste à faire

Le coupe-papier n'a aucun mérite à couper le papier, pas plus que notre chien ou notre perroquet n'ont de mérite à courir vite et à voler, puisque c'est dans leur nature ! Rivés à l'ordre des instincts, ils deviennent très vite ce qu'ils demeurent toute leur vie ! À l'opposé, parce que nous sommes des êtres humains en situation, nous méritons d'être héroïques, généreux ou audacieux. Nous n'étions rien au départ qui nous prédestinait à un avenir précis. Notre mérite est donc bien plus grand puisque nous seuls décidons de notre vie. L'essentiel reste donc à faire et la tâche nous en revient. Car plus le temps passe, plus l'essence prend le pas sur l'existence pour la sceller définitivement une fois la mort venue. Que reste-t-il alors ? Une vie librement choisie, dorénavant soumise au verdict de ceux qui restent.

Bien sûr, nous trouverons toujours des résistances en nous-mêmes, des gens pour nous décourager, pour nous ramener à la pensée que notre vie est toute tracée, que l'envie de changement ou le désir d'amélioration personnelle sont exclus. Pourquoi, par ces temps de chômage, prendre en effet le risque de quitter un emploi qui nous assure un confort matériel ? En définitive, deux trajectoires s'offrent à nous : d'un côté la platitude dans le *statu quo* ; de l'autre, l'originalité dans la diversité. Il s'agit maintenant de comprendre pourquoi nous sommes souvent tentés par la mauvaise foi, pourquoi nous pouvons succomber à l'une de ces tentations : être un « lâche » ou un « salaud ».

Questions vitales

1. Le désir est-il pour vous une cause de frustration ou d'émulation ? Savoir que vous ne serez jamais pleinement comblé vous engage-t-il au pessimisme, ou, au contraire, à aller de l'avant pour bâtir de nouveaux projets et tenter d'évoluer ? Au fond, le bonheur comme état où il n'y aurait plus rien à désirer est-il vraiment souhaitable ?

2. Pouvez-vous faire le lien entre ce que vous êtes et ce que vous avez vécu ? Ce lien vous semble-t-il négligeable ou fondamental ? Essayez de faire abstraction de votre passé, des connaissances et des expériences emmagasinées. Comment vous percevez-vous ? À quel homme ou quelle femme avez-vous affaire ?

3. Le passé est-il pour vous un bloc chronologique immuable d'où naissent des souvenirs ou un ensemble de faits livrés à votre sélection, à votre libre interpré-

tation ? N'y a-t-il qu'une lecture du passé ou une infinité d'approches possibles selon le présent et certaines perspectives d'avenir ? Finalement, sommes-nous totalement faits de notre passé ou n'avons-nous pas une forme de liberté par rapport à lui ?

4. Pensez-vous que des causes agissent sur vous pour diriger votre pensée et votre conduite ? Comme tous les phénomènes de la nature, avez-vous l'impression d'être le produit d'un enchaînement causal contre lequel vous ne pouvez rien ? Ou croyez-vous au contraire donner librement un sens à votre passé et à votre présent en fonction de ce que vous voulez faire, en fonction de ce que vous voulez vivre ?

L'impasse de la mauvaise foi

Qui sont ces « lâches » et ces « salauds » que Sartre critique ? Attendons un peu pour le découvrir, mais l'on peut d'ores et déjà avancer leur point commun : la mauvaise foi. La mauvaise foi désigne le fait de raisonner en termes de nature. Pourquoi devrions-nous nous encombrer de la liberté et de la responsabilité qu'elle implique ? Pourquoi ne pas simplement nous soustraire aux reproches et aux accusations ? Tout est en effet plus simple si nous nions notre liberté pour nous abriter derrière le déterminisme, pour nous trouver facilement des excuses en invoquant par exemple notre enfance ou les gènes, qui distribuent les rôles, façonnent les caractères et les conduites, sans modification possible. Plus besoin alors d'assumer nos actes. En fait, lutter contre les « lâches » et les « salauds », c'est pour Sartre combattre pour une vérité : « L'homme est condamné à être libre. »

On n'échappe pas à soi-même

Soyons honnêtes, il nous est à tous arrivé de dire une chose en pensant le contraire, de tenir des propos sur nous, les autres ou une situation en sachant que la vérité était ailleurs. Pris en flagrant délit de tricherie dans une partie de cartes, nous nions farouchement ; en retard à un rendez-vous, nous prétextons des dysfonctionnements dans les transports en commun… Nous avons alors parfaitement conscience que nous mentons, que nous cherchons à tromper la conscience de l'autre.

Sommes-nous dans la même configuration dans l'extrait qui suit ?

> « Un homosexuel a fréquemment un intolérable sentiment de culpabilité et son existence tout entière se détermine par rapport à ce sentiment. On en augurera volontiers qu'il est de mauvaise foi. Et en effet, il arrive fréquemment que cet homme, tout en reconnaissant son penchant homosexuel, tout en avouant une à une chaque faute singulière qu'il a commise, refuse de toutes ses forces de se considérer comme *"un pédéraste"*. » (*L'Être et le Néant*, p. 100).

Il ne s'agit pas ici de mentir à quelqu'un, mais de se mentir à soi-même. Sartre distingue ainsi le mensonge de la mauvaise foi. Lorsque nous sommes de mauvaise foi, c'est notre propre conscience que nous cherchons à tromper et non plus celle d'autrui. Pour Sartre, si en tant qu'homosexuels nous nous appréhendons comme un objet, comme un être en soi, c'est-à-dire que nous expliquons nos faits et gestes comme découlant de notre nature homosexuelle, nous nions notre réalité d'hommes conscients capables de se choisir et d'afficher telle ou telle image de l'homosexuel contre les préjugés (Jean Genet en fut l'illustration parfaite). Or, comme nous l'avons vu, nous ne sommes jamais en totale adéquation avec nous-mêmes du simple fait que nous pensons : le pour-soi exclut l'en-soi, dès lors affirmer le contraire c'est être de mauvaise foi.

Imaginons que nous ayons annulé au dernier moment une invitation chez des amis en prétextant une maladie quelconque, et imaginons que ces mêmes amis nous surprennent au restaurant en compagnie d'autres amis. Devant leur demande d'explications, nous allons sans aucun doute nous empêtrer en avançant les premières raisons fallacieuses qui nous passent par la tête, montrant bien que nous avons quelque chose à nous reprocher. Nous fuyons ainsi consciemment une réalité qui nous gêne, nous fuyons notre liberté de dire simplement que nous n'avions pas envie d'aller dîner chez ces amis. Sartre voit ainsi dans la mauvaise foi le parfait piège essentialiste, la manifestation d'une autopersuasion impossible et d'une liberté inévitable.

Mais n'avons-nous jamais rencontré quelqu'un qui, après nous avoir adressé une remarque désagréable, nous jette à la figure : « Moi je suis comme ça, je suis franc. » En invoquant le fait d'être « comme ça », cette personne tombe elle aussi dans le piège de l'essentialisme en invoquant une pseudo-nature franche. Il y a ainsi toujours de la mauvaise foi dans la sincérité… D'ailleurs, exiger la franchise est ainsi toujours ambigu, comme le révèle l'appel au bon sens de celui qui juge l'autre pour le cerner, comme l'indiquent les propos de l'hétérosexuel qui, au nom de normes morales, interpelle l'homosexuel comme on appelle à confesse :

> « Qui ne voit, en effet, ce qu'il y a d'offensant pour autrui et de rassurant pour moi, dans une phrase comme : "Bah ! c'est un pédéraste", qui raye d'un trait une inquiétante liberté et qui vise désormais à constituer tous les actes d'autrui comme des conséquences découlant rigoureusement de son essence. Voilà pourtant ce que le censeur exige de sa victime : qu'elle se constitue elle-même comme chose, qu'elle lui remette sa liberté comme un fief, pour qu'il la lui rende ensuite comme un suzerain à son féal » (*ibid.*, p. 101).

Des circonstances atténuantes dans la mauvaise foi

La critique de la mauvaise foi prend pour nous la forme d'une injonction : « Assumez votre liberté, ne vous laissez pas prendre au piège de l'essentialisme ! » Si nous refusons de voir que nous sommes libres, alors nous nous mentons à nous-mêmes et nous sommes de mauvaise foi. On aura de cesse de le répéter, condamnés à être libres, nous ne le sommes pas à une nature. À la limite, si l'on veut parler d'un caractère commun universel aux hommes, on peut se référer à une

« condition », c'est-à-dire à un ensemble d'éléments incontournables que suppose toute vie humaine :

> « Ce qui ne varie pas, c'est la nécessité pour [l'homme] d'être dans le monde, d'y être au travail, d'y être au milieu des autres et d'y être mortel » (*L'existentialisme est un humanisme*, p. 60).

À partir de là, nous agissons et nous nous définissons en dépassant toujours ce que nous sommes. Nous ne sommes ni bons ni mauvais, ni supérieurs ni inférieurs pour l'éternité en vertu de notre « race », de notre milieu ou de nos préférences sexuelles ! Dans toute détermination de soi, en toutes circonstances, il y a de la liberté, du « jeu », un décalage inhérent à tout rapport à soi. Ainsi, dans *Les Mots*, Sartre avoue qu'il *jouait* à l'enfant modèle devant son grand-père. Il faisait semblant. En définitive, tel un comédien, aussi investis que nous soyons dans notre rôle, nous ne sommes jamais entièrement notre personnage :

> « Je ne suis aucune de mes attitudes, aucune de mes conduites. [...] l'élève attentif qui veut *être* attentif, l'œil rivé sur le maître, les oreilles grandes ouvertes, s'épuise à ce point à jouer l'attentif qu'il finit par ne plus rien écouter » (*L'Être et le Néant*, p. 96).

Il arrive cependant que nous devions faire face à des situations qui favorisent notre mauvaise foi. C'est le cas lorsque nous sommes victimes des institutions, des normes sociales et de leurs stéréotypes dépréciatifs. Ainsi, le garçon de café que nous évoquions en première partie devait impérativement coïncider avec sa fonction, avec l'archétype du garçon de café, s'il ne voulait pas être licencié. Si nous sommes ouvriers, comment n'en viendrions-nous pas à nous définir une fois pour toutes en fonction de notre condition sociale ? Fidèles aux codes, aux obligations de notre métier, modelés par lui, comment n'en viendrions-nous pas à nous identifier à une image, à ce que les autres attendent de nous ? Pourtant on ne naît pas ouvrier, ni femme. Pensons en effet à la célèbre formule de Simone de Beauvoir dans *Le Deuxième Sexe* : « On ne naît pas femme : on le devient. » Contre les stéréotypes, chaque femme doit pouvoir se construire par ses actions et se définir à travers elles. Un ouvrier en soi ou une femme en soi n'existent pas, sinon dans une conscience collective, dans un cadre idéologique toujours soucieux d'attribuer à chacun une place et une fonction bien précises. Et c'est bien la finalité des combats existentialistes pour la cause ouvrière et la cause féministe.

Une lâcheté toujours tentante

Pas si simple d'être libre. Nous avons parfois du mal à assumer notre liberté car elle peut représenter un fardeau dont nous voulons nous débarrasser. Si nous vivons une relation amoureuse dans laquelle nous ne voulons pas nous investir à long terme et que notre conjoint nous exprime son désir de faire un enfant, nous pouvons invoquer notre instabilité viscérale pour refuser. Nous enclenchons ainsi nous-mêmes un processus d'identification (toujours vaine) à une essence dont nous espérons tirer des circonstances atténuantes, un certain soulagement. Nous aimerions une fois pour toutes être une chose et régler définitivement le problème du libre arbitre, n'avoir plus aucune décision à prendre ! Car s'il est facile d'assumer des actes dont nous pouvons être fiers, comment accepter si facilement l'entière responsabilité de nos échecs répétés ? Pouvons-nous avouer nos peurs, nos limites ? Est-ce si facile de dire « Je ne sais pas » ou « Je ne peux pas » ? N'est-il pas plus commode de se trouver des excuses en convoquant le sort, les gènes ou une éducation insurmontable ? N'est-il pas pratique d'en appeler à une nature humaine pour justifier nos fautes ? Pour Sartre, ce déterminisme est le recours des « lâches », de ceux qui préfèrent croire que l'essence précède l'existence, de ceux qui tentent de se rassurer à peu de frais. Car ils n'ont jamais eu le courage de vivre en acceptant la possibilité du changement et de la nouveauté :

> « Les uns qui se cacheront, par l'esprit de sérieux ou par des excuses déterministes, leur liberté totale, je les appellerai lâches ; les autres qui essaieront de montrer que leur existence était nécessaire, alors qu'elle est la contingence même de l'homme sur la terre, je les appellerai salauds » (*L'existentialisme est un humanisme*, p. 70).

Le « salaud »...

Dans l'ouvrage de Sartre *Les Mains sales*, un bourgeois se retrouve paradoxalement victime de sa classe sociale. Stigmatisé par les membres du Parti communiste auquel il vient de se rallier, Hugo, un jeune intellectuel, s'exclame :

> « Mais ne me défendez pas ! Qui vous demande de me défendre ? Vous voyez bien qu'il n'y a rien à faire ; j'ai l'habitude. Quand je les ai vus entrer, tout à l'heure, j'ai reconnu leur sourire. Ils n'étaient pas beaux. Vous pouvez me croire ; ils venaient me faire payer pour mon père et pour mon grand-père et pour tous ceux de ma famille qui ont mangé à leur faim. Je vous dis que je les connais : jamais ils ne m'accepteront ; ils sont cent mille qui regardent avec ce sourire. J'ai lutté, je me suis humilié, j'ai tout fait pour qu'ils m'oublient, je leur ai répété que je les aimais, que je les enviais, que je les admirais. Rien à faire ! Rien à faire ! Je suis un gosse de riches, un intellectuel, un type qui ne travaille pas de ses mains. Eh bien, qu'ils pensent ce qu'ils veulent. Ils ont raison, c'est une question de peau » (*Les Mains sales*, p. 97).

De par leur position, ces membres du Parti communiste s'arrogent le droit de nier à Hugo sa liberté d'adhérer à leur mouvement sous prétexte de sa « nature » bourgeoise. Ainsi, alors que le lâche cherche à se tromper lui-même, nie sa situation, le salaud se croit « élu ». Il marque sa vie du sceau de l'exception en pensant que sa constitution profonde explique sa place, ses avantages ou son omnipotence sur les autres.

Pourtant sa valeur et son importance sont dérisoires, elles ne sont que des justifications erronées d'une existence totalement arbitraire. Confondant l'en-soi et le pour-soi, le salaud produit et diffuse un essentialisme où la « chosification » bat son plein dans un monde où il tient le beau rôle. Nous ramenant au statut d'objet, le salaud fait de nous ses victimes.

… ce danger

Secrétaire, nous prenons l'initiative d'une procédure visant à faciliter le travail de l'entreprise au sein de laquelle nous travaillons. L'ayant appris, voici notre patron qui s'avance : « Je vous rappelle que vous n'êtes que secrétaire, personne ne vous demande de prendre des initiatives. C'est moi le patron. » Situation parfaitement humiliante et dévalorisante. Pour Sartre, le salaud s'identifie à tel point à sa fonction qu'il nous chosifie et nous refuse notre condition de sujet libre en nous enfermant dans une catégorie réductrice.

Parce qu'il tente de s'identifier à une « race », à un titre ou à une réputation, parce qu'il se veut nécessaire alors qu'il ne peut l'être – car sa situation n'est qu'un possible parmi d'autres –, parce qu'il entend incarner le vrai ou le bien pour appuyer ses discours, ses actions ou ses atrocités, le salaud est toujours de mauvaise foi. Il nous faut alors nous méfier de ses effets dévastateurs. L'Histoire nous a ainsi montré, à travers ses génocides, qu'il pouvait aller jusqu'à la barbarie pour imposer sa vision du monde. Plus près de notre quotidien, nous le voyons à l'œuvre dans les nombreux cas de harcèlement, moral ou sexuel, relatés dans les médias, avec ces hommes poussés au suicide au sein de grandes entreprises.

Pour terminer voici un autre exemple, emprunté à *La P…respectueuse.* Notable d'une ville du sud des États-Unis, Fred Clarke, pour lequel tout homme noir naît coupable, s'adresse à une prostituée qui le menace d'une arme :

« Mon père est sénateur ; je serai sénateur après lui : je suis son seul héritier mâle et le dernier de mon nom. Nous avons fait ce pays et son histoire est la nôtre. Il y a eu des Clarke en Alaska, aux Philippines, dans le Nouveau-Mexique. Oserais-tu tirer sur toute l'Amérique ? [...] Une fille comme toi ne peut pas tirer sur un homme comme moi. Qui es-tu ? Qu'est-ce que tu fais dans le monde ? As-tu seulement connu ton grand-père ? Moi, j'ai le droit de vivre : il y a beaucoup de choses à entreprendre et l'on m'attend » (*La P... respectueuse*, p. 81-82).

Tous des salauds en puissance ?

Posons-nous la question : le salaud, est-ce toujours l'autre ? Sommes-nous vraiment irréprochables, dégagés de préjugés négatifs, discriminatoires ? Notre ego nous dispense-t-il de réactions absurdes visant autrui ? À l'université ou au travail, par exemple, ne nous sommes-nous jamais gargarisés de notre savoir par rapport à un camarade ou un collègue ? Il peut même parfois nous arriver, lorsqu'un ami nous parle d'un problème, de nous rassurer sur notre propre sort à ses dépens en estimant que dans la même situation notre intelligence nous aurait permis d'agir de manière beaucoup plus pertinente. Car comme nous l'avons vu, les relations entre consciences sont d'emblée conflictuelles, nous devons donc admettre avec lucidité que rien ne nous met à l'abri d'être un salaud. L'intérêt des analyses de Sartre est justement d'identifier le mal pour nous en prémunir autant que possible.

L'asservissement réciproque est premier, y compris dans la relation la moins soupçonnable en la matière, relation faite *a priori* de bienveillance réciproque, d'attentions généreuses envers l'autre : l'amour. Au cinéma, les mélos nous abreuvent de phrases du type « Je suis à toi », « Tu m'appartiens ». Peut-être les avons-nous nous-mêmes déjà employées... Lorsque nous sommes jaloux, que nous voyons l'être aimé rire aux éclats avec un autre, n'avons-nous pas le sentiment d'être trahis, pensant que les fous rires avec celui qu'on aime nous sont réservés ?

Alors que recherchons-nous dans la relation amoureuse ? « Pourquoi l'amant veut-il être aimé ? » se demande notre philosophe. Si nous disons à l'autre « Tu es à moi », cela signifie-t-il que nous voulons le priver de sa liberté ? Rêvons-nous véritablement d'un amour fusionnel, passionnel qui nous enfermerait dans un schéma déterministe ?

> « [L'amant] ne tient pas à devenir l'objet d'une passion débordante et mécanique. Il ne veut pas posséder un automatisme, et si on veut l'humilier, il suffit de lui présenter la passion comme le résultat d'un déterminisme psychologique » (*L'Être et le Néant*, p. 416).

Nous désirons ainsi posséder l'autre, mais d'une manière bien spécifique. À travers le mariage ? Pour Sartre, ce serait là l'expression d'un amour « obligatoire » et dévalorisant. Selon lui, nous ne voulons pas du mariage parce qu'il consiste en une relation fondée exclusivement sur l'engagement de l'autre, sur une parole donnée pour un amour obligé. Nous ne voulons pas d'une servitude volontaire et institutionnelle, d'un enchaînement par contrainte, là encore peu flatteur :

> « Qui donc accepterait de s'entendre dire : "Je vous aime parce que je me suis librement engagé à vous aimer et je ne veux pas me dédire ; je vous aime par fidélité à moi-même" » (*ibid.*).

Alors quoi ? Pensons aux premiers temps de notre relation amoureuse. Lorsque, pour la première fois, notre amant se confie librement à nous, qu'il s'abandonne. Quelle joie nous ressentons alors, nous nous sentons si importants ! Parce qu'il n'y a pas d'Éros sans Narcisse, nous sommes ravis à l'idée de croire en notre présence indépassable. Quel plaisir lorsque l'autre déclare que nous sommes tout pour lui, qu'il ne peut vivre sans nous ! Ainsi, nous voulons que l'autre nous appartienne mais qu'il le fasse librement ; nous voulons toujours qu'il nous surprenne, qu'il nous choisisse chaque jour et non une bonne fois pour toutes, jamais par nécessité ou par obligation conventionnelle ! Vouloir que l'autre nous aime, c'est ainsi vouloir qu'il le fasse librement. En somme, en amour, nous désirons chez l'autre une liberté qui joue au déterminisme : « Je t'aime, c'est plus fort que moi. »

> On veut que « la liberté de l'autre se détermine elle-même à devenir amour. [...] et, à la fois que cette liberté soit captivée *par elle-même*, qu'elle se retourne sur elle-même, comme dans la folie, comme dans le rêve, pour vouloir sa captivité. Et cette captivité doit être démission libre et enchaînée à la fois entre nos mains » (*ibid.*).

Il faut prendre garde cependant : rien n'interdit cette domination stratégique de se muer en un machisme retors et insupportable. L'amant flatte son amour-propre au contact de celle qui l'a choisi ! Mais il n'y a qu'un pas entre cet égocentrisme et le cynisme méprisant qui instrumentalise les sentiments. La femme, dans ces conditions, peut devenir le jouet d'une masculinité triomphante. On peut d'ailleurs s'interroger, au regard des multiples conquêtes féminines de notre philosophe : Sartre y a-t-il succombé ? Sartre, un « salaud » malgré lui ?

Quoi qu'il en soit, le salaud doit tenir son rang, soutenir sa réputation. Il adhère autant que possible à son personnage tout en étant l'artisan de sa propre aliénation. Exécutant les mêmes figures imposées, il colle à son image dans l'illusion d'une identification essentielle et définitive. Mais gare à la chute ! Gare aux renversements de situation ! Gare à la honte et au grotesque ! Beaucoup d'hommes ne sont-ils pas aujourd'hui victimes de l'émancipation des femmes ? La domination masculine n'est-elle pas en berne ? En quête d'eux-mêmes, les hommes ne souffrent-ils pas d'une phallocratie déclinante ? Destitué, le salaud éprouve très vite la sanction : déphasage, « perte de soi » qui peuvent aller jusqu'au trouble de l'identité et à un profond mal-être.

Ainsi, paradoxalement, nous avons vu que le déterminisme peut se révéler confortable et la liberté… encombrante. Le lâche et le salaud nous montrent à quel point il est difficile de consentir au changement, pour soi-même ou pour les autres. Dire que les jeux sont faits, que rien ne peut arriver en dehors de ce qui est prédéfini revient à nier la réalité elle-même et préférer la norme à la nouveauté, l'habituel à l'inattendu. Une existence digne de ce nom appelle à présent autre chose : une liberté vivante qui s'éprouve dans l'action.

Questions vitales

1. Êtes-vous de mauvaise foi ? Avez-vous tendance à reconnaître l'évidence ou à la nier ? Êtes-vous enclin à reconnaître vos défauts, les reproches qu'on peut vous faire ou à les éluder ? Acceptez-vous facilement la critique ? Pratiquez-vous davantage la sincérité ou la mauvaise foi ?

2. Avez-vous besoin de vous trouver systématiquement des excuses ? Cela vous soulage-t-il vraiment, ou avez-vous l'impression qu'une sorte de lâcheté finit par vous envahir pour vous desservir avec le temps ? Quels sont les inconvénients d'une telle attitude ? Que vous fait-elle perdre ? Osez ce face-à-face avec vous-même…

3. Vous arrive-t-il d'abuser de votre statut, de votre rang, de votre position par rapport à d'autres ? Est-ce pour vous une source de plaisir, de jouissance, ou une source d'embarras ? Avoir un ascendant,

un pouvoir sur autrui peut-il vous conduire à le traiter sans retenue comme une chose ou gardez-vous toujours à l'esprit sa liberté et sa dignité ?

4. Vous sentez-vous investi d'une mission, d'une fonction déterminante ? Votre présence dans ce monde échappe-t-elle au hasard, est-elle totalement nécessaire et justifiée ? Par quoi au juste ?

5. Comment définiriez-vous l'amour ? De la passion, un contrat ? Que vous apporte-t-il ? Trouvez-vous que la relation amoureuse prive de liberté et avez-vous vous-même l'impression de restreindre les libertés de votre amant ?

Agir pour exister librement

Une vie simplement pensée est une non-vie

Qu'il est doux de rêver sa vie… D'imaginer d'être ailleurs, un autre… Qu'un jour nous exercerons le métier qui nous plaît vraiment, qu'un jour nous ferons du saut à l'élastique, qu'un jour enfin nous adhérerons à une association d'aide aux autres. Bref, combien est grande notre capacité à remettre à plus tard ! Rien ne nous empêche effectivement d'imaginer notre vie à chaque instant et de rester toujours confiant en un avenir meilleur, mais en attendant ? Rien ; un néant qui nous définit et risque à terme de résumer notre vie. Avons-nous d'ailleurs la garantie que ce meilleur va bien arriver ?

L'existentialisme de Sartre agit ainsi à la façon d'un aiguillon qui, alors que nous rêvassons ou tergiversons pendant que tout s'agite autour de nous, comme en arrêt sur image dans un attentisme perpétuel, vient nous piquer pour nous secouer. Il nous enjoint d'agir sans cesse, de ne chercher aucune échappatoire ou excuse. C'est ici et maintenant que se dessinent nos projets, que se décide notre existence, sous la forme de réalisations concrètes. Car s'il y a bien une chose certaine, c'est que la mort nous attend au bout du chemin. Et il sera alors trop tard pour changer quoi que ce soit…

Le refuge dans l'imaginaire

Tel un cheval qui s'arrête tout net devant l'obstacle, il nous arrive parfois de freiner des quatre fers lorsque nous avons quelque chose à faire ou une décision à prendre. Croyants ou non, nous avons tous tendance à nous en remettre à la providence, espérant que quelque chose se passe qui nous évite d'avoir à agir ou à décider par nous-mêmes : « Bah, on verra bien… » Si nous avons 15 ans, par exemple, et qu'on nous demande depuis plusieurs jours déjà de ranger notre chambre, c'est sans doute un peu par paresse que nous remettons sans cesse à plus tard le moment de passer à l'action. Et il est toujours amusant de constater à quel point notre imagination peut s'emballer quand nous nous disons que, avec un peu de chance, elle finira peut-être par se ranger toute seule…

Quelques années après, notre patron nous offre une promotion : un poste à l'étranger, notre rêve. Mais nous savons que, malheureusement, notre conjoint est rigoureusement contre cette idée, il ou elle a toujours dit que vivre ailleurs qu'en France lui paraissait totalement impossible. Sachant cela, nous n'allons pas lui annoncer la nouvelle dans la seconde, nous allons là encore remettre à plus tard… Mais cette fois ce n'est pas par paresse. Notre cerveau pense à des milliers de choses en même temps : nous pesons le pour et le contre, nous cherchons des arguments pour convaincre l'autre, nous imaginons notre réaction si il ou elle refuse, notre réaction si il ou elle accepte, ne pouvant malgré tout nous empêcher de nous représenter en expatrié épanoui. Nous nous enfermons alors dans une irrésolution, angoissant à l'idée de lui annoncer la nouvelle, car nous avons peur d'avoir à en assumer les conséquences : devrons-nous sacrifier notre rêve ou notre conjoint ?

Pour Sartre, en effet, l'un des facteurs majeurs des blocages qui brident notre esprit de découverte et entravent notre aspiration à la nouveauté est l'angoisse, qui naît en nous lorsque nous nous retrouvons face à l'inconnu, à l'indéterminé. Car plus que l'expression d'une grande inquiétude, d'une anxiété profonde, nous ressentons selon lui de l'angoisse parce que nous sommes des sujets libres qui devons assumer l'entière responsabilité de notre existence. Si nous refusons la promotion, cela sera de notre fait, nous ne pourrons en aucun cas en vouloir à notre conjoint ; si nous sommes un jour amers, nous devrons assumer cette amertume, car nous seuls en serons responsables.

Voilà pourquoi nous trouvons si souvent la lâcheté tentante, pourquoi nous remettons si souvent à plus tard. Car tant que nous n'avons encore rien dit à notre conjoint, tout est encore possible, nous pouvons rêver à loisir. Fuir dans l'imaginaire nous permet ainsi d'éliminer les menaces du présent. Nous nous retrouvons dans un état d'attente où l'imagination nous protège en sublimant les événements à venir. Le virtuel supplante le réel de notre vie en sommeil…

Certes, on dit que l'espoir fait vivre. Mais si nous ne prenons pas de décision, arrivera toujours le moment douloureux où nous prendrons conscience de notre erreur, et alors le flot des regrets nous submergera. Car comment au final faire face à un temps à jamais perdu, à la mésestime de soi et au mépris des autres ? Si nous avons l'impression d'avoir raté notre vie, comment pourrons-nous l'assumer ? Par la mauvaise foi bien sûr : nous nous chercherons des excuses, mais nous comprendrons – trop tard – qu'en nous satisfaisant de notre imaginaire, nous avons fait preuve de faiblesse. C'est donc maintenant que nous devons nous interroger : voulons-nous vraiment incarner cette faiblesse ?

« Nous pouvons comprendre pourquoi notre doctrine fait horreur à un certain nombre de gens. Car souvent ils n'ont qu'une seule manière de supporter leur misère, c'est de penser : "Les circonstances ont été contre moi, je valais beaucoup mieux que ce que j'ai été ; bien sûr, je n'ai pas eu de grand amour, ou de grande amitié, mais c'est parce que je n'ai pas rencontré un homme ou une femme qui en fussent dignes [...]. Sont restées donc, chez moi, inemployées et entièrement viables, une foule de dispositions, d'inclinations, de possibilités qui me donnent une valeur que la simple série de mes actes ne permet pas d'inférer." Or, en réalité, pour l'existentialiste, il n'y a pas d'amour autre que celui qui se construit, il n'y a pas de possibilité d'amour autre que celle qui se manifeste dans un amour. [...] Un homme s'engage dans sa vie, dessine sa figure, et en dehors de cette figure il n'y a rien. Évidemment, cette pensée peut paraître dure à quelqu'un qui n'a pas réussi sa vie. Mais d'autre part, elle dispose les gens à comprendre que seule compte la réalité, que les rêves, les attentes, les espoirs permettent seulement de définir un homme comme rêve déçu, comme espoirs avortés, comme attentes inutiles ; c'est-à-dire que ça les définit en négatif et non en positif » (*L'existentialisme est un humanisme*, p. 52-53).

Que sonne le glas !

Comment alors sortir de notre passivité ? En pensant à la mort, tout simplement. Si nous sommes tous condamnés à être libres, nous sommes aussi tous condamnés à mourir. Le glas doit ainsi sonner à nos oreilles comme un réveil car la pensée de la mort peut nous être d'une grande utilité. Elle peut en effet nous sortir de notre torpeur, nous dévoiler ce qu'*ex-ister* signifie. Parce que nous sommes vivants, des possibles s'offrent à nous à chaque instant. La mort nous révèle une évidence : lorsque la vie s'achève, nous n'avons plus aucune marge de manœuvre, impossible de changer quoi que ce soit.

Nous avons vu que, dans *Huis clos*, Garcin, Inès et Estelle, une fois morts, prennent conscience de leurs erreurs, de leur profonde noirceur, à travers le discours violent de leurs compagnons. La sentence est ainsi dans le jugement définitif des autres, qui fait écho à leur propre conscience, sans fuite possible, et elle est définitive : ils sont bel et bien morts et ne pourront changer quoi que ce soit au cours de leur vie, ne pourront jamais rattraper le mal qu'ils ont fait. Garcin aura beau chercher à se justifier face à ses deux « bourreaux », il sait qu'il est lâche, sa vie en témoigne :

> « On meurt toujours trop tôt ou trop tard. Et cependant la vie est là,
> terminée : le trait est tiré, il faut faire la somme. Tu n'es rien d'autre
> que ta vie » (*Huis clos*, p. 89).

La mort transforme ainsi définitivement l'existence en essence : Garcin restera à jamais lâche, comme une table reste une table. La mort marque également la victoire du point de vue d'autrui sur notre vie. En effet, une fois que nous serons morts, autrui pourra définitivement faire de nous ce qu'il veut. Mais en dépeignant avec violence la tragédie de la mort, Sartre fait de son *Huis* clos un hymne à la vie. Certes la mort est inévitable, mais son évocation, loin de nous effrayer ou de nous paralyser, doit au contraire nous pousser à vivre avant que le passé ne l'emporte sur le reste :

> « À la limite, à l'instant infinitésimal de ma mort, je ne serai plus que
> mon passé. Lui seul me définira. C'est ce que Sophocle entend expri-
> mer lorsque, dans les *Trachiniennes*, il fait dire à Déjanire : "C'est
> une maxime reçue depuis longtemps parmi les hommes, qu'on ne
> saurait se prononcer sur la vie des mortels et dire si elle a été heu-
> reuse ou malheureuse avant leur mort." C'est aussi le sens de cette
> phrase de Malraux [...] : "La mort change la vie en destin." [...] Par
> la mort le pour-soi se mue pour toujours en en-soi dans la mesure où
> il a glissé tout entier au passé » (*L'Être et le Néant*, p. 153-154).

Apprendre de la mort des autres

Est-ce à dire que nous devons chaque jour penser à notre mort pour être pleinement acteurs de notre vie ? Rassurez-vous, ce n'est pas ce que le philosophe nous demande. Il nous est d'ailleurs difficile, voire impossible selon lui de penser notre propre mort, et c'est ce paradoxe qu'il s'efforce de justi-fier. D'abord, attendre notre mort est une gageure puisque cette idée nous plonge dans l'hypothétique le plus absolu. Nous pouvons en effet attendre quelqu'un ou quelque chose dans un cadre précis, un rendez-vous par exemple, en étant conscients des raisons possibles d'un retard ou d'un désiste-ment. Cela est possible si la justice nous condamne à mort et qu'elle fixe la date de notre exécution ; cela est possible si nous sommes gravement malades et que les médecins nous donnent un pronostic de quelques mois, semaines ou jours. Mais attendre *notre* propre mort est un non-sens. On n'attend pas ce qui peut surgir à tout instant ! Difficile donc de s'approprier la mort quand elle devient une abstraction qui finit par ne plus nous concerner :

> « Mon projet vers *une* mort est compréhensible (suicide, martyre, héroïsme), mais non le projet vers *ma* mort comme possibilité indé-terminée de ne plus réaliser de présence dans le monde, car ce projet serait destruction de tous les projets. Ainsi, la mort ne saurait être ma possibilité propre ; elle ne saurait même pas être une de *mes* possibilités » (*ibid.*, p. 598).

La mort est ainsi un possible qui réduit à néant tous les autres. N'y a-t-il pas là une difficulté insurmontable ? Un possible qui anéantit tous les autres n'en est plus un ! En effet, comme nous l'avons vu, nous sommes nous-mêmes un projet perpétuel, nous existons parce que nous nous projetons sans cesse dans différents possibles. Nous ne pouvons donc pas nous projeter dans *notre* mort puisqu'elle nous retirerait toute possibilité de nous projeter dans autre chose. Même le suicide, ainsi, se comprendrait si nous y survivions et si nous pouvions lui donner un sens !

Il existe en revanche une mort à laquelle nous pouvons penser, c'est celle des autres. Lorsque nous perdons un proche, nous nous demandons souvent si nous sommes dignes de l'amour ou de l'amitié qu'il nous portait. Les autres nous marquent de leur empreinte. Ainsi, penser à eux après leur mort nous amène à nous poser nombre de questions : notre vie est-elle à la hauteur de ce qu'ils souhaitaient ? Faisons-nous notre possible pour qu'ils soient fiers de nous ? Le devoir de mémoire a ainsi un sens : éviter l'indolence et les solutions de facilité afin d'exploiter intensément notre liberté.

Les Mouches, pièce de théâtre de Sartre inspirée du mythe grec des Atrides, met en scène Oreste, décidé à se venger en rentrant sous un faux nom dans sa ville natale, Argos. Il y découvre un peuple « lâche », criminel, rongé par les remords, comme les deux souverains Égisthe et Clytemnestre, mère et beau-père d'Oreste, qui ont assassiné Agamemnon, son père. Le pays tout entier est envahi par les mouches. Poussé par sa sœur Électre, à qui il dévoile son identité, Oreste tue Égisthe et Clytemnestre. Assumant pleinement son acte, il quitte Argos libre et sans aucun remords, car Jupiter, dieu des mouches et de la mort, perd tout pouvoir sur celui qui se sait libre. Il entraîne à sa suite les mouches, délivrant ainsi son peuple.

Dans cet exemple, n'est-ce pas en mémoire de son père qu'Oreste va au bout de son projet ? Écrite par Sartre durant la guerre, cette pièce de théâtre dénonce l'inaction coupable de ceux que les remords finissent par assaillir. Elle nous apprend que si la mémoire peut être salvatrice, l'oubli ou l'indifférence, eux, s'accompagnent trop souvent de passivité, d'ingratitude et de bassesse.

L'existentialisme, une philosophie de l'action

Décidément, l'existentialisme n'est pas une philosophie facile. Elle interdit les petits arrangements avec soi-même, proscrit nos alibis en tout genre et réprouve les stratégies de fuite que nous élaborons parfois pour nous donner bonne conscience. Elle nous enjoint de faire notre possible, de concrétiser nos envies. Tout est dans l'effectivité :

> « L'homme n'est rien d'autre que ce qu'il se fait. Tel est le premier principe de l'existentialisme » (*L'existentialisme est un humanisme*, p. 30).

Nous devons donc nous heurter au réel, accepter les difficultés et les remises en cause, plutôt que de rêver ou d'espérer un hypothétique bonheur. La pensée de Sartre est ainsi dérangeante, car elle pointe du doigt le gâchis de vies abandonnées par lâcheté. Mais si elle nous confronte à nos faiblesses et à nos peurs, c'est bien pour que nous nous efforcions de les surmonter et en aucun cas pour nous accabler !

À la parution de *L'Être et le Néant*, Sartre s'est ainsi heurté à de nombreuses critiques, notamment de la part des chrétiens, selon lesquels nier Dieu conduisait à l'immoralité et à l'anarchie. Critiques venant aussi des marxistes, qui affirmaient que sa philosophie, en enlevant tout sens au monde et à l'existence individuelle, plongeait les hommes dans le désespoir et les incitait dès lors au *quiétisme*, c'est-à-dire à la passivité plutôt qu'à l'action. Nous voyons bien combien c'est précisément à l'opposé de la pensée de Sartre, qui a d'ailleurs écrit *L'existentialisme est un humanisme* dans le but de répondre à ces objections :

> « Le quiétisme, c'est l'attitude des gens qui disent : les autres peuvent faire ce que je ne peux pas faire. La doctrine que je vous présente est justement à l'opposé du quiétisme, puisqu'elle déclare : il n'y a de réalité que dans l'action » (*L'existentialisme est un humanisme*, p. 51).

Rien ne nous empêche cependant de vouer notre vie à la contemplation ou à la méditation. Car dès lors que l'inaction est notre choix assumé de vie, nous sommes dans l'action.

Le désespoir fait vivre !

« Les autres peuvent faire ce que je ne peux pas faire » ? Comment interpréter une telle formule ? Est-ce l'aveu que nous faisons parce que nous nous sous-estimons, parce qu'on nous a dit que nous n'arriverions à rien ? Est-ce une manière d'exprimer un doute sur nos capacités et d'entretenir une représentation négative de nous-mêmes ? Ou bien serait-ce une façon de nous reposer sur les autres parce que nous jugeons notre action personnelle inutile ou dérisoire ? Le monde se fait avec ou sans nous, alors à quoi bon agir ! C'est sans aucun doute le genre de discours que nous tenons lorsque nous sommes résignés, lorsque nous avons l'impression d'être dépassés par de vastes ensembles régulés aux mécanismes implacables. Ainsi, pourquoi devrions-nous trier nos déchets puisque les dommages sur la nature sont d'ores et déjà irréversibles ? Pourquoi nous engager de manière citoyenne à l'ère d'une globalisation internationale où le capitalisme règne sans partage ? Il y a tellement à faire, tellement de causes à défendre, que nous avons l'impression que notre action est vaine.

Si nous pensons que nous ne servons à rien individuellement en gardant espoir et en restant optimistes, nous avons tendance à croire en l'action des autres pour intervenir à notre tour. Il nous faudrait surtout adhérer à une certaine vision de l'Histoire, croire en un mouvement évolutif guidé par une logique interne, croire en l'homme en soulignant ses vertus et sa bonté naturelle. En un mot, il s'agirait d'avoir foi en des principes ou des idées qui échappent à notre raison. Il faudrait, pour s'engager, attendre d'autre chose que de nous-mêmes la réalisation d'un projet. Comme on espère l'avènement de choses positives en priant Dieu, il s'agirait de nous appuyer sur des éléments irrationnels pour agir. Impossible ! Nous ne pouvons croire en l'homme en affirmant que sa nature le porte vers la solidarité et la justice puisqu'il n'existe pas de nature humaine ! Nous sommes libres, donc tout est possible ! Rien ne nous permet d'affirmer que le meilleur est pour demain mais cela ne nous interdit pas pour autant l'action. Nul besoin d'un idéalisme béat pour aller de l'avant.

Nous devons faire notre possible *sans espérer*, dans le désespoir au sens sartrien, c'est-à-dire ne compter que sur notre volonté pour parvenir à des buts concrets :

> « Quant au désespoir, cette expression a un sens extrêmement simple. Elle veut dire que nous nous bornerons à compter sur ce qui dépend de notre volonté, ou sur l'ensemble des probabilités qui rendent notre action possible. Quand on veut quelque chose, il y a toujours des éléments probables. Je puis compter sur la venue d'un ami. Cet ami vient en chemin de fer ou en tramway ; cela suppose que le chemin de fer arrivera à l'heure dite, ou que le tramway ne déraillera pas. Je reste dans le domaine des possibilités ; mais il ne s'agit de compter sur les possibles que dans la mesure stricte où notre action comporte l'ensemble de ces possibles. À partir du moment où les possibilités que je considère ne sont pas rigoureusement engagées par mon action, je dois m'en désintéresser, parce qu'aucun Dieu, aucun dessein ne peut adapter le monde et ses possibilités à ma volonté. Au fond, quand Descartes disait : "Se vaincre plutôt soi-même que le monde", il voulait dire la même chose : agir sans espoir [...]. D'abord je dois m'engager, ensuite agir selon la vieille formule "Il n'est pas besoin d'espérer pour entreprendre" » (*ibid.*, p. 47-48).

L'homme qui ne fait rien n'est rien, et toute action individuelle a une valeur et du sens. Conjuguée aux autres, elle peut avoir un impact réel sur le cours des choses. Nous devons simplement apprendre à nous détacher de ce qui ne dépend pas de nous, à ne pas jouer les dons Quichottes, et ainsi apprendre à rassembler toutes les forces nécessaires qui nous permettront de nous incarner librement.

Philo-action

1. Entraînement intensif : décidez d'une journée pendant laquelle vous ne penserez pas sans agir. Une envie de croissants ? Sortez en acheter ! Un coup de fil à passer, la vaisselle à faire ? Faites-le ! Ne courez pas, vous pouvez tout à fait agir tranquillement, mais cela vous permettra de lancer une dynamique grâce à laquelle vous joindrez le geste à la parole.

2. Écrivez sur une feuille trois projets simples que vous souhaiteriez réaliser dans un mois et classez-les par ordre d'importance. Vous pouvez commencer avec une simple envie d'aller au cinéma et terminer par une tâche déplaisante à accomplir, au travail ou dans votre vie personnelle, par exemple dire quelque chose que vous avez sur le cœur à un proche. Quelle que soit l'issue (mauvais film ou léger froid avec votre proche…), retenez que vous avez de fait atteint vos objectifs.

3. Y a-t-il un grand projet qui vous tient à cœur mais qui vous effraie (changement d'orientation professionnelle, voyage, rupture ou rencontre) ? Décomposez-le en une suite d'étapes qu'il vous sera facile d'atteindre et lancez-vous. Ainsi, quel que soit le temps que prendra la pleine réalisation de votre projet, vous serez pleinement acteur de votre vie et votre quotidien prendra sans aucun doute des couleurs.

Se définir et se redéfinir sans cesse

Lorsque nous agissons, nous nous confrontons au réel et à nous-mêmes comme individus à construire. Nous ne sommes pas naïfs, nous savons bien que décider d'agir n'empêchera pas les surprises, les imprévus et les obstacles. Mais loin de constituer des difficultés insurmontables, ces obstacles peuvent éveiller notre esprit d'invention, aiguiser notre imagination. Et s'il n'y a pas de liberté sans imprévisibilité, c'est de notre capacité à transformer les événements que dépendra la réalisation de notre vie future. Car des obstacles peuvent naître des projets, un engagement qui nous invite à ce que Sartre nomme la conversion, autrement dit à un autre mode de vie, expérience que fit le philosophe lui-même durant la Seconde Guerre mondiale.

La mécanique de l'habitude

Nous l'avons vu, nous devons avoir la volonté d'agir, nous fixer des buts pour que notre existence s'ouvre à des possibles. Mais peut-être sommes-nous pleinement satisfaits de notre sort ? Peut-être trouvons-nous que « Tout va pour le mieux dans le meilleur des mondes possibles ». Après tout, nous pouvons aimer notre quotidien, savourer le confort et la sécurité que nous procurent nos habitudes. Aimer faire le même trajet en bus tous les matins pour nous rendre au travail, aimer les balades en forêt en famille que nous faisons chaque weekend. Pourquoi dès lors notre action ne consisterait-elle pas dans le renouvellement des mêmes choses, dans la reproduction des mêmes conduites ? Après tout, nous sommes libres !

Dans *La Nausée*, Sartre met en scène Roquentin, personnage principal, qui observe la vie ordinaire des habitants de sa ville, une vie sans écarts où l'identique se reproduit sans la moindre variation :

> « Ils sortent des bureaux, après leur journée de travail, ils regardent les maisons et les squares d'un air satisfait, ils pensent que c'est leur ville, une "belle cité bourgeoise". Ils n'ont pas peur, ils se sentent chez eux [...]. Ils sont paisibles, un peu moroses, ils pensent à Demain, c'est-à-dire à un nouvel aujourd'hui ; les villes ne disposent que d'une seule journée qui revient toute pareille à chaque matin » (*La Nausée*, p. 223).

Dans ces quelques lignes, Sartre décrit l'automatisme d'une vie où le mouvement n'implique pas le changement, où l'intention elle-même s'estompe pour s'apparenter au réflexe. Mais pouvons-nous réellement dire que nous agissons lorsque nous répétons chaque jour les mêmes choses ? L'action est-elle présente dans l'inlassable répétition de l'identique ? Imaginons que nous ayons l'habitude de déjeuner tous les jeudis avec le même cousin au même restaurant et à la même table. Ainsi, notre vécu correspond parfaitement à ce qu'il doit être : déjeuner avec notre cousin n'est donc plus un projet, ni même le fruit d'un désir. Or, nous l'avons vu, le vide de notre conscience provoque chez nous des manques, et donc des désirs, et ce sont ces désirs qui nous font agir. Dès lors ce déjeuner, n'étant ni un projet ni un désir, n'est plus à proprement parler une action. En effet, pour Sartre, l'action, au sens strict, suppose un manque présent éprouvé au regard d'un futur imaginé et jugé préférable. Elle implique donc nécessairement une liberté décidée à faire bouger les choses, à les transformer :

> « Agir, c'est modifier la figure du monde, c'est disposer des moyens en vue d'une fin, c'est produire un complexe instrumental et organisé tel que, par une série d'enchaînements et de liaisons, la modifi-

cation apportée à l'un des chaînons apporte des modifications dans toute la série et, pour finir, produise un résultat prévu » (*L'Être et le Néant*, p. 487).

Agir même si tout ne dépend pas entièrement de nous

Une fois décidés à agir dans notre vie, nous nous attendons généralement à ce que les choses s'enchaînent sans aucune anicroche. Mais dans la réalité, il nous arrive pourtant de nous heurter à des limites indépassables, à des déceptions à répétition. Nous ressentons alors parfois de la colère ou bien nous baissons les bras, car nous avons le sentiment confus d'avoir été trahis, nous commençons à douter de notre liberté et du fait que tout est possible. Contre cela nous ne pouvons rien. Ce n'est pas parce que nous avons enfin décidé de partir au bout du monde qu'une grève ou une tornade ne nous en empêchera pas. Voilà bien une chose à laquelle nous devons nous résigner : nous ne maîtrisons pas tous les événements.

Raison pour laquelle il faut distinguer deux sortes de liberté, nous dit Sartre : celle de « choisir » et celle d'« obtenir ». Si la décision, le choix, nous revient de manière absolue, impossible néanmoins de tout avoir ! Nous pouvons choisir de séduire une personne mais cette dernière peut nous repousser. La réalité sur laquelle nous agissons, indépendante de notre conscience, a ses propres lois, et elle est pour l'essentiel imprévisible. Elle se présente donc inévitablement comme source d'échecs, de difficultés à subir et d'obstacles à surmonter.

Mais que resterait-il de notre liberté si une telle réalité n'existait pas ? Si nous exprimons notre liberté dans l'action et dans la possibilité de changer les choses et soi-même, il faut bien un monde qui l'éprouve et ne dépende pas d'elle ! En effet, choisir, c'est se décider à partir de plusieurs possibles.

Mais ces possibles peuvent-ils encore exister si on les prive du réel qui les fonde ? Y a-t-il encore liberté lorsque penser et réaliser sont une seule et même chose ?

> « S'il suffit de concevoir pour réaliser, me voilà plongé dans un monde semblable à celui du rêve, où le possible ne se distingue plus aucunement du réel. Je suis condamné dès lors à voir le monde se modifier au gré des changements *de* ma conscience, je ne puis pas pratiquer, par rapport à ma conception, la "mise entre parenthèses" et la suspension de jugement qui distinguera une simple fiction d'un choix réel. L'objet apparaissant dès qu'il est simplement conçu ne sera plus ni choisi ni seulement souhaité. La distinction entre le simple *souhait*, la *représentation* que je pourrais choisir et *le choix* étant abolie, la liberté disparaît avec elle » (*ibid.*, p. 539).

C'est parce que tout peut être autrement que nous pouvons être libres ! Réjouissons-nous alors de la présence du monde, de l'imprévu et des obstacles rencontrés, car ils attestent de la présence de notre liberté ! Et gardons d'ailleurs en tête qu'un obstacle ne l'est jamais en lui-même, il ne l'est qu'au regard de nos objectifs et de notre motivation :

> « Ce rocher ne sera pas un obstacle si je veux, coûte que coûte, parvenir en haut de la montagne ; il me découragera, au contraire, si j'ai librement fixé des limites à mon désir de faire l'ascension projetée. Ainsi le monde, par des coefficients d'adversité, me révèle la façon dont je tiens aux fins que je m'assigne ; en sorte que je ne puis jamais savoir s'il me donne un renseignement sur moi ou sur lui » (*L'Être et le Néant*, p. 545).

Un objet ou un événement ont ainsi un sens et une valeur en fonction de ce que nous souhaitons. Tomber sur une vieille connaissance au coin d'une rue est un obstacle si nous avons un rendez-vous urgent et que nous sommes en retard ; c'est au contraire une heureuse opportunité si nous avons tout notre temps et envie de flâner. Rien n'est donc difficile ou aisé, inconvénient ou avantage en soi ; tout dépend de notre but et de nous-mêmes. Eh oui, tout est relatif.

Il est en outre parfois complexe de distinguer ce qui nous revient à nous en tant que sujets agissants ou bien ce qui dépend du réel. Ainsi, face à un défi comme un concours, nous pouvons nous interroger sur les raisons de notre réussite sans jamais trouver de réponse définitive : nous pourrons en effet toujours nous demander si les épreuves étaient en elles-mêmes accessibles ou si elles étaient faciles du fait de notre travail et de notre bonne préparation.

Transformer les obstacles en opportunités

Rappelons-nous le poste de nos rêves proposé à l'étranger. Nous savions que notre conjoint était contre l'idée, aussi avions-nous peur de lui annoncer la nouvelle et qu'il devienne un obstacle à la réalisation de notre objectif. Mais imaginons que nous réussissions à trouver les arguments pour le convaincre… Y aurait-il plus grand bonheur ? Quelle immense satisfaction d'être parvenu à nos fins par notre intelligence, notre force de persuasion !

Voilà pourquoi nous ne devons pas nous résigner trop précipitamment lorsque l'imprévu vient régulièrement contrarier nos projets. « La difficulté donne prix aux choses », affirme Montaigne dans ses *Essais* (2, chap. 15). Il ajoute : « Notre appétit méprise et outrepasse ce qui lui est en main, pour courir après ce qu'il n'a pas. » En effet, quelle motivation pourrions-nous avoir face à ce qui nous est donné d'emblée ? Quel mérite aurions-nous à obtenir sans efforts ? Car toute la richesse de l'obstacle réside dans le fait que l'épreuve qu'il nous impose nous permet de solliciter nos facultés : intelligence, imagination, créativité, et ainsi d'avoir confiance en nous et en la réalisation de nos désirs.

Aller plus haut, c'est-à-dire progresser et se parfaire, exige donc que nous nous confrontions aux obstacles sans fuir les problèmes. Toute évolution personnelle est à ce prix. En revanche, inutile de s'entêter. Si nous avons fermement décidé de tout mettre en œuvre pour séduire celle que nous croyons être la femme de notre vie, persister après le cinquième refus n'a pas de sens. Ainsi, lorsqu'elle est transformée en vaine obsession, notre résolution devient inefficace et absurde. Mais une voie barrée n'exclut pas d'autres chemins ou même d'autres destinations. À nous de donner librement une signification à ce qui arrive. Un échec sentimental peut être l'opportunité de tirer des leçons sur les rapports entre hommes et femmes, d'apprendre sur nous-mêmes, de gagner en autonomie et d'être davantage à l'écoute. Tout comme un licenciement, aussi douloureux soit-il, peut nous permettre de prendre un nouveau départ, nous pousser à prendre des risques, être l'occasion d'allier courage et ambition pour donner naissance à une nouvelle carrière professionnelle.

Un échec ne l'est donc pas en lui-même, il est une possible opportunité pour réorienter nos désirs. Un insuccès recouvre mille occasions pour vivre d'autres choses et multiplier les expériences ! Comme un déclencheur, il impulse d'autres choix d'existence.

Le temps de la conversion

Rappelons-le, il est des éléments contre lesquels notre liberté ne peut rien : nous ne choisissons pas notre lieu de naissance, notre pays, l'époque à laquelle nous vivons. Nous ne pouvons pas non plus agir sur notre passé, par définition révolu. Ainsi, comme nous l'avons vu, notre liberté ne se déploie qu'en situation, en un temps au sein duquel s'exprime ce que nous avons librement voulu à partir de ce qui nous était imposé. Moment où tout bascule.

Généralement, nous subissons les situations pénibles trop longtemps. Lorsque nous ne supportons plus notre emploi, c'est le résultat d'un long et lent processus. Quand les premières difficultés apparaissent, nous essayons sans doute d'arranger les choses, nous prenons sur nous. Mais le temps passe, rien ne change, et la situation devient de plus en plus pesante à mesure que nous réalisons que nous sommes dans une impasse et que la solution n'évoluera pas. Nous savons que nous pouvons quitter notre emploi, mais ce n'est pas chose aisée compte tenu de la situation économique. Nous avons peur du lendemain, des éventuels commentaires de notre entourage : « Comment peux-tu démissionner avec le chômage actuel ? » Angoissés, nous nous laissons aller à la lâcheté, peut-être à la mauvaise foi. Et puis, tout à coup, la « goutte d'eau », il faut que ça change, nous sentons bien que la situation ne peut plus durer et nous décidons de briser nos chaînes. Et là, la libération ! Nous pouvons alors vivre un léger état de grâce dans ce moment de basculement où nous sommes intensément prêts à passer à l'action. La sensation est tellement forte que nous avons même parfois l'impression que la décision s'est imposée à nous. Conscients de l'aliénation dans laquelle nous nous trouvions, nous avons décidé de nous projeter irrémédiablement dans l'avenir. Nous avons décidé de nous transformer et d'exister vraiment :

> « Qu'on se rappelle l'instant où le Philoctete de Gide abandonne jusqu'à sa haine, son projet fondamental, sa raison d'être et son être ; qu'on se rappelle l'instant où Raskolnikov[1] décide de se dénoncer. Ces instants extraordinaires et merveilleux, où le projet antérieur s'effondre dans le passé à la lumière d'un projet nouveau qui surgit sur ses ruines et qui ne fait encore que s'esquisser, où l'humi-

---

1. Personnage principal de *Crime et Châtiment*, de Dostoïevski.

liation, l'angoisse, la joie, l'espoir se marient étroitement, où nous lâchons pour saisir et où nous saisissons pour lâcher, ont souvent paru fournir l'image la plus claire et la plus émouvante de notre liberté » (*L'Être et le Néant*, p. 532).

Pour Sartre, la conversion s'apparente ainsi à une métamorphose, même partielle. Telle l'image du papillon qui sort de sa chrysalide, nous abandonnons ce que nous étions pour vivre notre désir, incarner notre passion, supprimer notre mauvaise conscience alimentée par la crainte ou le remords. Se convertir (du latin *conversio*, « changement de direction »), c'est transformer librement sa vie. C'est avoir le courage de dire oui à un projet pour une existence renouvelée. Disons-le à nouveau, nos échecs peuvent toujours être l'opportunité d'un nouveau départ. Une soudaine illumination peut engager à une résolution inattendue. On peut faire le grand saut pour se former et changer de métier, pour aller vivre ailleurs, ou en disant enfin oui à l'homme ou à la femme qu'on aime…

Pour notre philosophe, le moment décisif de la conversion vers la transformation eut lieu durant la Seconde Guerre mondiale. Il devint ainsi cette figure incontournable de l'intellectuel immergé dans la vie publique :

« La guerre a vraiment divisé ma vie en deux. Elle a commencé quand j'avais trente-quatre ans, elle s'est terminée quand j'en avais quarante et ça a vraiment été le passage de la jeunesse à l'âge mûr. En même temps, la guerre m'a révélé certains aspects de moi-même et du monde. Par exemple, c'est là que j'ai connu l'aliénation profonde qui était la captivité, c'est là que j'ai connu aussi le rapport aux gens, l'ennemi, l'ennemi réel, pas l'adversaire qui vit dans la même société que vous ou qui vous attaque verbalement, mais l'ennemi qui peut vous faire arrêter et emmener en taule en faisant un simple signe à des hommes armés. Et puis j'ai connu là aussi, opprimé, abattu mais existant encore, l'ordre social, la société démocratique, dans la mesure précisément où elle était opprimée, détruite et où nous luttions pour lui conserver sa valeur, en espérant qu'après la guerre elle renaîtrait. C'est là, si vous voulez, que je suis passé de l'individualisme pur d'avant la guerre au social, au socialisme. C'est ça le vrai tournant de ma vie » (*Situations X*, p. 180).

La guerre révèle ainsi Sartre à lui-même, une voie s'ouvre qu'il n'abandonnera plus : celle du combat social et politique, où la pensée philosophique doit être mise au service de l'action publique. Il nous revient à tous de saisir le moment du changement et du renouveau, d'élaborer en somme nos propres itinéraires de la liberté. Nous nous le devons à nous-mêmes, car être fidèles à nos désirs fera de nous des hommes authentiques à même de s'épanouir à tout moment et en tout lieu.

Philo-action

1. Changez certaines de vos habitudes, faites-les évoluer. Modifiez quelque chose dans votre apparence, changez de restaurant du samedi soir ou de forêt pour les balades ! Vous verrez combien un changement, même minime, en entraîne d'autres et vous permet de vous affirmer.

2. La prochaine fois que vous rencontrez une difficulté, posez-vous. Prenez le temps, ne vous laissez pas bousculer, au besoin écrivez, parlez avec un ami pour examiner la situation et contraignez-vous à voir ce que vous pouvez tirer de positif de cette difficulté.

3. Rendez-vous disponible à vous-même. Arrêtez la marche du temps, fixez-vous des moments, un par semaine ou un par mois, pour prendre du recul et vous ouvrir aux possibles. En prenant cette habitude, vous serez prêt et ne craindrez pas de saisir le moment d'une conversion lorsqu'il surgira.

Goûter à la joie de l'authenticité

Fuyant le déterminisme et à présent conscients que nous sommes voués au mouvement, à la transformation, nous sommes acteurs de notre vie et dès lors en mesure de la bouleverser de fond en comble ou d'en modifier certains aspects. Même si la liberté d'obtenir révèle de grandes disparités entre les individus, notre liberté de nous choisir demeure toujours intacte, y compris dans les conditions les plus difficiles. Malgré la pression des autres et de la société, le choix est toujours là, et nous devons l'assumer selon notre volonté. Le but n'est pas que nous devenions tous des héros, l'existentialisme ne dit pas qu'exister signifie être un aventurier. Non. L'essentiel, pour Sartre, c'est que nous soyons en accord avec nous-mêmes et heureux de l'être. Car si notre mauvaise foi est généralement mêlée d'amertume, notre authenticité dans l'affirmation de nous-mêmes est, à juste titre, source d'auto-satisfaction.

Choisir d'être authentique

Sportif de haut niveau, le jour où un accident nous prive de l'usage de nos jambes, notre monde s'écroule. Toutes ces années à s'entraîner, à prendre soin de notre corps pour qu'il soit plus performant sont réduites à néant. Les portes des Jeux olympiques nous sont définitivement fermées, le champ de nos possibles semble définitivement clos. Notre entourage pose des yeux compatissants sur notre malheur, et pense lui aussi que notre avenir est bouché. Dans la rue, chaque jour, le regard des passants nous renvoie un peu plus à ce que nous vivons comme un échec.

Nous pouvons également nier la réalité. Nous pouvons espérer, soutenir, même contre l'avis des médecins, que nous remarcherons un jour, qu'à force de volonté nous ferons mentir les pronostics et que nous aurons, comme cela était prévu, une médaille en 2012. Niant ainsi la réalité, nous tombons dans la mauvaise foi, puisque nous nous mentons à nous-mêmes. Ce faisant, pour Sartre, nous sommes inauthentiques, car nous ne tenons pas compte de notre situation.

Or nous avons vu que nous exprimons toujours notre liberté en situation. C'est à partir de cet état imprégné de notre passé, de notre présent et du regard des autres, que nous construisons notre projet de vie. Nous ne nous définissons pas par le fait d'être en fauteuil roulant, mais à partir de ce que nous projetons de faire depuis le fait d'être en fauteuil roulant. En ce sens, « il n'y a donc pas de situation privilégiée », affirme Sartre. Ce n'est pas parce que notre situation a changé et que nous ne pouvons plus marcher que le champ de nos possibles n'en demeure pas moins infini. Dès lors, pour Sartre, être authentique, c'est simplement veiller à toujours prendre acte de notre liberté :

> « L'authenticité, cela va de soi, consiste à prendre une conscience lucide et véridique de la situation, à assumer les responsabilités et les risques que cette situation comporte, à la revendiquer dans la fierté ou dans l'humiliation, parfois dans l'horreur et la haine » (*Réflexions sur la question juive*, p. 97).

L'authenticité est ainsi la seule attitude valable que nous devons adopter face à nous-mêmes. Être authentique, c'est accepter consciemment le paradoxe de l'existence humaine : nous sommes toujours ce que nous ne sommes pas et nous ne sommes pas ce que nous sommes. C'est-à-dire que nous sommes libres, et même si les autres nous réduisent à un « statut » de handicapé, nous devons être conscients que nous ne sommes pas *ce* handicapé :

> « L'important n'est pas ce qu'on a fait de nous, mais ce que nous faisons nous-mêmes de ce qu'on a fait de nous » (*Saint Genet, comédien et martyr*, p. 85).

Nous sommes donc ce que nous projetons d'être dans cette situation de handicap, qui n'est qu'une donnée parmi d'autres. Rien ne pourra bien sûr nous empêcher de viser un idéal, la personne parfaite que nous rêvons d'être, c'est plus fort que nous. Sartre en est conscient mais nous demande aussi d'être réalistes. Il nous demande d'être authentiques en nous adaptant sans cesse, en étant toujours en mouvement, en refusant de nous mettre des barrières sous prétexte que survient un événement que nous n'avions pas prévu.

Vivre son authenticité

Être authentique avec soi-même n'est donc pas quelque chose d'acquis, quelque chose que l'on décide une bonne fois pour toutes. C'est à nouveau un engagement dans l'action, un effort permanent pour fuir la mauvaise foi, ne jamais se mentir et ainsi être fidèle à soi.

Avant notre accident, les valeurs de dépassement de soi, de goût de l'effort animaient sans doute notre vie et faisaient que nous étions fiers de nous-mêmes. Mais pourquoi, aujourd'hui en fauteuil roulant, ces valeurs devraient-elles changer ? Certes, nous ne pouvons plus courir, bondir, nous ne pouvons plus faire ce que nous faisions avant. Mais si – et il en existe de nombreux exemples – nous adaptons notre carrière à notre handicap en faisant du ski appareillé, nous pouvons perpétuer notre goût de l'effort et nous dépasser. Nous sommes donc authentiques car nous respectons nos valeurs. Nous sommes inauthentiques si nous pensons que celles-ci ne s'expriment que sur deux jambes… Et si les portes des Jeux olympiques nous sont fermées, celles des Jeux paralympiques nous sont grandes ouvertes. Ainsi, nous ne perdons pas l'estime de nous-mêmes, ce qui est fondamental à notre bonheur.

Nous pouvons bien entendu également réorienter notre carrière, nos valeurs ne sont pas cantonnées à un espace. Chacun de nous, qu'il ait un métier ou non, peut incarner l'idée de vouloir toujours s'améliorer dans ce qu'il fait.

Être authentique peut signifier prendre des risques en fonction d'une époque. Ainsi, si nous sommes nés Noirs en Afrique du Sud du temps de l'apartheid, nous n'avons pas choisi d'être opprimés par les Blancs. Cependant, il nous reste une liberté inaliénable, celle de nous conformer ou non au stéréotype que l'on nous renvoie. Nous pouvons choisir d'être provocateurs, révoltés, ou même préférer la mort à la soumission. Soit nous adhérons à ce qu'on attend de nous, soit nous résistons, par nos discours et nos actions, au cliché qui nous est réservé pour le dépasser. L'enjeu ? La satisfaction d'une liberté qui se revendique dans les faits contre toute passivité, la fierté dans l'acceptation d'un conflit comme revendication d'« être-libre-pour » ce que l'on a décidé d'être face à autrui. Ceci même si nous devons en payer le prix, même si les souffrances et les humiliations s'accumulent. Rappelons-nous le combat de Rosa Parks qui refusa de s'asseoir au fond d'un bus comme tous les Noirs de son temps. Si la société et les autres s'imposent à partir de préjugés, de mesures politiques injustes et discriminatoires, nous seuls disposons de nous-mêmes en fonction de notre liberté :

> « En fait la race, l'infirmité, la laideur ne peuvent *apparaître* que dans les limites de mon propre choix d'infériorité ou d'orgueil ; autrement dit, elles ne peuvent apparaître qu'avec une signification que ma liberté leur confère ; cela signifie, une fois de plus, qu'elles

sont pour l'autre, mais qu'elles ne peuvent être, pour moi, que si je les *choisis*. [...] Un juif n'est pas juif *d'abord* pour être *ensuite* honteux ou fier ; mais, c'est son orgueil d'être juif, sa honte ou son indifférence qui lui révélera son être-juif ; et cet être-juif n'est rien en dehors de la libre manière de le prendre » (*L'Être et le Néant*, p. 586).

Être à la hauteur de ses valeurs

L'être authentique revendique sa liberté pour être en phase avec lui-même. Nous devons oser franchir le pas et délester notre existence de ce qui l'encombre : aigreur et mauvaise conscience. En effet, comment pouvons-nous prétendre à la satisfaction personnelle, à une fierté légitime si nous trahissons sans cesse nos projets ? Nous devons donc, autant que notre situation nous le permet, vivre en conformité avec nos valeurs et les mettre en œuvre.

Ainsi, pourquoi ne pas choisir la passion et le risque de l'adultère, au mépris de la morale et des conventions, si nous y voyons un mode d'accès à l'aventure contre la morosité de notre vie quotidienne ? Pourquoi au contraire ne pas choisir le sacrifice de la passion amoureuse, continuer à aimer en secret au nom du respect absolu de notre couple ? Le premier cas fait référence à la Sanseverina dans *La Chartreuse de Parme* de Stendhal ; le second à Maggie Tulliver dans *Du moulin de Floss* de George Eliot, deux exemples cités par Sartre dans *L'existentialisme est un humanisme*. Formellement opposées, les deux décisions néanmoins se rejoignent : les deux femmes agissent en leur âme et conscience, en accord avec leurs principes, au-delà de la peur et des alibis en tout genre.

« Nous sommes ici en face de deux morales strictement opposées ; je prétends qu'elles sont équivalentes : dans les deux cas, ce qui a été posé comme but, c'est la liberté. Et vous pouvez imaginer deux attitudes rigoureusement semblables quant aux effets : une fille, par résignation, préfère renoncer à un amour, une autre, par appétit sexuel, préfère méconnaître les liens antérieurs de l'homme qu'elle aime. Ces deux actions ressemblent extérieurement à celles que nous venons de décrire. Elles en sont, cependant, entièrement différentes ; l'attitude de la Sanseverina est beaucoup plus près de celle de Maggie Tulliver que d'une rapacité insouciante » (*L'existentialisme est un humanisme*, p. 73).

Être authentique, c'est adopter des valeurs et les adapter avec singularité sous la forme d'actions revendiquées. C'est aussi apprendre à goûter au plaisir d'être en accord avec soi-même, à la satisfaction d'une objectivation libre de ses désirs sous le regard des autres, en suscitant leur reconnaissance voire leur admiration.

Se plaire dans l'aventure

À chacun de nous de tenter l'aventure d'une liberté retrouvée contre une vie par défaut. Nous pouvons nous créer en éprouvant notre libre arbitre contre toute mauvaise foi. L'authenticité, pour chacun de nous, réside dans une conscience vive et lucide des circonstances de notre situation, de notre liberté et de notre désir d'en faire quelque chose. Elle est une clairvoyance sur nous-mêmes alliée à la volonté ferme d'en tirer profit, de l'exploiter à travers des actes au présent. Elle se traduit par des bouleversements plus ou moins radicaux partant d'une franchise, d'une honnêteté vis-à-vis de nous-mêmes. Elle peut être rattachée au fait de se convertir, même si une conversion peut être inauthentique. Nous pouvons en effet changer radicalement « malgré nous », par accommodement et complaisance, par souci de plaire et de séduire. Nul besoin non plus de multiplier en continu les expériences de vie pour être authentique. La joie de l'affirmation de soi, d'une liberté en acte ne se vit pas nécessairement dans une succession effrénée d'« aventures », collectionnées comme des trophées, qu'on s'enorgueillit d'exposer (femmes, amants, épisodes insolites et grisants). Se plaire dans l'aventure n'est pas jouer les aventuriers pour se glorifier d'un vécu diversifié ! Quoi de plus superficiel ! Roquentin, dans *La Nausée*, le remarque :

> « Je n'ai pas eu d'aventures. Il m'est arrivé des histoires, des événements, des incidents, tout ce qu'on voudra. Mais pas des aventures. Ce n'est pas une question de mots ; je commence à comprendre ; il y a quelque chose à quoi je tenais plus qu'à tout le reste – sans m'en rendre bien compte. Ce n'était pas l'amour, Dieu non, ni la gloire, ni la richesse. C'était... Enfin je m'étais imaginé qu'à de certains moments ma vie pouvait prendre une qualité rare et précieuse. Il n'était pas besoin de circonstances extraordinaires : je demandais tout juste un peu de rigueur » (*La Nausée*, p. 61).

L'aventure naît de l'authenticité elle-même, d'une liberté reconnue, elle est affaire de sentiment et peut s'éprouver dans la simplicité la plus extrême. On la retrouve dans le « dépouillement » autorisant une attention plus intense au monde. Elle surgit d'une transformation de notre rapport à la réalité pour une perception plus vive de la contingence, de la singularité des êtres et des choses. Elle relève d'un travail sur soi, à la portée de chacun de nous : nous pouvons en effet toujours nous exercer à savourer le temps présent pour nous retrouver comme en suspension face à ce qui nous est présenté. La véritable aventure réside alors peut-être dans cette appréhension renouvelée du monde, dans la légèreté et l'ivresse d'une innocence retrouvée. Il s'agit de nous rendre disponibles à l'instant présent, de discipliner notre conscience pour la libérer du passé et de l'avenir, de l'affranchir du piège des mots, ces étiquettes réductrices qu'on appose sur les choses pour des raisons pratiques, fonctionnelles. Il s'agit de « recomposer » la réalité, de la faire revivre au gré de nos impressions et de notre imagination. Il s'agit d'être attentif à ce qui est, purement transitoire, toujours neuf et imprévisible. Une joie extraordinaire peut naître des expériences les plus banales ! C'est le sentiment d'aventure auquel nous invite le personnage principal de *La Nausée* :

> « Quelque chose commence pour finir : l'aventure ne se laisse pas mettre en rallonge ; elle n'a de sens que par sa mort. Vers cette mort, qui sera peut-être aussi la mienne, je suis entraîné sans retour. Chaque instant ne paraît que pour amener ceux qui suivent. À chaque instant je tiens de tout mon cœur : je sais qu'il est unique ; irremplaçable – et pourtant je ne ferais pas un geste pour l'empêcher de s'anéantir. Cette dernière minute que je passe – à Berlin, à Londres – dans les bras de cette femme, rencontrée l'avant-veille – minute que j'aime passionnément, femme que je suis près d'aimer – elle va prendre fin, je le sais. Tout à l'heure je partirai pour un autre pays. Je ne retrouverai jamais ni cette femme ni cette nuit. Je me penche sur chaque seconde, j'essaie de l'épuiser ; rien ne passe que je ne saisisse, que je ne fixe pour jamais en moi, rien, ni la tendresse fugitive de ces beaux yeux, ni les bruits de la rue, ni la clarté fausse du petit jour : et cependant la minute s'écoule et je ne la retiens pas, j'aime qu'elle passe » (*ibid.*, p. 62).

Le sentiment d'aventure naît de la contingence, de l'affirmation joyeuse que rien n'est nécessaire, que tout peut être autrement. Il fait écho à notre propre existence et nous enjoint de la justifier sous la forme de réalisations concrètes. Tout est gratuit, le monde n'a pas de sens. À nous toutefois de lui en donner un, en inventant notre vie en relation étroite avec les autres.

Philo-action

1. Essayez d'écrire les images négatives de vous-même qui vous sont renvoyées au quotidien par votre entourage, au travail ou en famille. Y réfléchir vous permettra de saisir la balle au bond la prochaine fois qu'on vous provoquera. N'ayez pas peur de relever le défi, car vous devez toujours avoir à l'esprit que toute réaction ne traduit pas l'homme ou la femme que vous êtes, mais celui ou celle que vous *voulez* être.

2. Dans les prochains jours ou les prochaines semaines, essayez systématiquement de dire oui à vos envies. Affirmez vos désirs, choisissez de nouvelles règles de vie, affranchissez-vous en testant votre pouvoir de séduction, votre autonomie à faire seul(e) certaines démarches, à vous lancer dans de nouvelles distractions (sportives, artistiques). Entraînez-vous à affirmer vos décisions et votre responsa-

　　

bilité, soyez « authentique » en revendi-
quant des choix qui construisent votre
personnalité et votre existence.

3. La prochaine fois que vous vous sentirez
submergé par les soucis, partez à l'aventure en ne faisant… « rien » ! À la terrasse d'un café, en observant vos
proches à la maison, face à un paysage,
apprenez à vous laisser envahir par la
spontanéité de ce qui se déroule sous
vos yeux, vivez pleinement l'instant et
son renouvellement incessant, en toute
liberté, en toute innocence. Vous verrez
alors, contre la pesanteur du quotidien,
qu'il peut exister une « aventure du
présent ».

Un athéisme dynamique

Nous sommes délaissés, et alors ?

Nous sommes confrontés à l'absurdité de notre existence, à l'énigme fondamentale d'être au monde. Nulle explication recevable, aucun sens à donner à la vie à partir de repères moraux prédéfinis. Chacun de nous est délaissé, et constate l'absolue contingence de sa situation. Devons-nous pour autant condamner la vie, verser dans le pessimisme, relativiser le bien et le mal en affirmant que tout est permis ? Ou, au contraire, avec Sartre, préférer l'optimisme d'une existence libre à construire avec les autres ?

Religion et conjecture

Nous pouvons nous appuyer sur des croyances, sur des vérités révélées, donc irrationnelles, pour donner un sens à notre existence. Lorsque nous nous en remettons à Dieu, par exemple, nous donnons une signification au monde, à notre propre vie, nous comprenons qu'elle n'est pas une fin en soi puisqu'elle se prolonge après la mort. Avoir la foi, c'est ainsi trouver des réponses à des questions majeures, un appui méta-physique et moral au sein d'un dogme qui structure et rassure : comment nous comporter vis-à-vis d'autrui ? Qu'est-ce que le bien et le mal ? Pouvons-nous garder espoir malgré les souffrances et les difficultés de la vie ?

Le monothéisme nous sauve de l'absurde en fournissant des principes et des repères qui nous épargnent le lourd sentiment du vide et du non-sens. Pour la religion, exister c'est répondre à une essence universelle, « faire son chemin » en évitant de franchir certaines limites fixées, écrites noir sur blanc – l'éternité est à ce prix. La vie est ainsi justifiée, réglementée, et donne des raisons d'espérer. Malgré les épreuves, elle est aussi toujours matière à s'émerveiller ; il suffit pour cela de contempler le monde dans sa complexité et son infinie diversité. En nous reconnaissant une nature commune à tous, la religion laisse en outre entrevoir un lien réel et profond entre les hommes, fait de fraternité et de compassion. En un mot, elle exclut le sentiment d'abandon et le pessimisme. À l'inverse de la philosophie sartrienne qui fut, comme nous l'avons vu, accusée par les chrétiens de dresser un tableau sombre et désespéré de l'humanité :

> « On nous a reproché, d'autre part, de souligner l'ignominie humaine, de montrer partout le sordide, le louche, le visqueux, et de négliger un certain nombre de beautés riantes, le côté lumineux de la nature humaine ; par exemple, selon Mlle Mercier, critique catholique, d'avoir oublié le sourire de l'enfant » (*L'existentialisme est un humanisme*, p. 22).

Athéisme et contingence

Pour Sartre, il n'y a aucune ambiguïté : Dieu n'existe pas, la religion n'est que pure invention. Certes, en elle-même, l'affirmation n'est pas très originale, et se présente comme l'aboutissement historique de siècles nourris de doutes et de suspicion. Bien avant l'existentialisme athée, tout ce qui touche au religieux éveille oppositions et critiques sans concessions. En témoignent, un siècle avant notre philosophe, les charges véhémentes de Nietzsche, pour lequel « Dieu est mort ». Encore fallait-il que l'humanité soit prête à accepter une telle annonce ! Car de nouvelles croyances, profanes celles-ci, devaient se substituer aux anciennes en accentuant la décadence nihiliste[1], selon le penseur allemand.

Si Dieu n'existe pas, nous sommes dans le monde sans savoir pourquoi. Nous sommes libres mais comme « jetés » dans la vie, affirme Heidegger, autre philosophe allemand auquel Sartre emprunte le concept de « délaissement ». « Délaissés », nous vivons sans pouvoir nous référer à des valeurs *a priori* universelles et absolues. Le vrai et le faux, le bien et le mal ? Dieu n'est plus là pour les édicter, à chacun d'en prendre son parti.

Être délaissé, c'est ainsi être incapable de donner une raison aux êtres et aux choses, c'est reconnaître l'absurdité du monde. Comment alors ne pas nous sentir abandonnés et seuls, puisque notre existence est placée sous le signe de la contingence ? Si la vie n'a pas de sens, nous ne servons à rien, rien n'est nécessaire, tout aurait pu ne pas être ! Ainsi, le personnage principal de *La Nausée*, lorsqu'il s'observe et regarde ce qui l'entoure, trouve que tout est « de trop ». Cette prise de conscience de la vacuité du monde et de l'existence lui donne le vertige et prend la forme d'une révélation quasi mystique :

> « L'essentiel c'est la contingence. Je veux dire que, par définition, l'existence n'est pas la nécessité. Exister, c'est *être là*, simplement ; les existants apparaissent, se laissent *rencontrer*, mais on ne peut jamais les *déduire*. Il y a des gens, je crois, qui ont compris ça. Seulement ils ont essayé de surmonter cette contingence en inventant un être nécessaire et cause de soi. Or aucun être nécessaire ne peut expliquer l'existence : la contingence n'est pas un faux-semblant, une apparence qu'on peut dissiper ; c'est l'absolu, donc la gratuité parfaite. Tout est gratuit, ce jardin, cette ville et moi-même. Quand il arrive qu'on s'en rende compte, ça vous tourne le cœur et tout se met à flotter, comme l'autre soir, au *Rendez-vous des cheminots* : voilà la Nausée » (*La Nausée*, p. 187).

---

1. Le nihilisme est une conception selon laquelle le monde et l'existence humaine sont dénués de tout sens, but, vérité ou valeurs.

À chacun sa morale

Si tout est gratuit, si l'existence est un constat que nul principe transcendant ou immanent ne vient justifier, alors les règles qui dirigent nos manières de penser et de vivre sont des productions strictement humaines. L'homme, au fil des siècles, a inventé des normes censées régler la vie individuelle et la vie commune. Il a aussi inventé les fondements sans lesquels ces normes n'auraient pu être acceptées et suivies (Dieu par exemple). Mais si tout est humain, alors tout est variable au gré des lieux et des époques. L'Histoire, d'ailleurs, le prouve. Rien n'est absolu, tout est relatif, les représentations du juste et de l'injuste, du beau ou du laid sont strictement conventionnelles et donc changeantes. Quoi de commun, notamment, concernant le bien et le mal, entre les discours respectifs d'un Grec actuel et de son ancêtre du temps de Périclès ? Il ne viendrait pas à l'idée du citoyen grec d'aujourd'hui d'exclure les femmes du système démocratique alors que son ancêtre trouvait cela tout naturel.

Devons-nous respecter les autres sans exception ? Sommes-nous obligés d'être généreux ? Tuer n'est-il pas parfois nécessaire ou conseillé ? Les réponses à ces questions sont différentes selon les périodes et les cultures. C'est dire que la morale n'est qu'une affaire d'éducation et d'habitude. Elle n'est pas intouchable, loin de là, pour qui sait prendre du recul et tirer toutes les conséquences de l'absence d'un législateur suprême. Au fond, pour Sartre, même si l'idée dérange : « Tout est permis. » Les valeurs ne nous préexistent pas, à chacun sa morale, nous seuls devons décider de ce que nous faisons, ce qui définira aussi ce que nous sommes :

> « L'existentialiste, au contraire, pense qu'il est très gênant que Dieu n'existe pas, car avec lui disparaît toute possibilité de trouver des valeurs dans un ciel intelligible ; il ne peut plus y avoir de Bien *a priori*, puisqu'il n'y a pas de conscience infinie et parfaite pour le

penser ; il n'est écrit nulle part que le Bien existe, qu'il faut être hon-
nête, qu'il ne faut pas mentir, puisque précisément nous sommes sur
un plan où il y a seulement des hommes. Dostoïevski avait écrit : "Si
Dieu n'existait pas, tout serait permis." C'est là le point de départ
de l'existentialisme. En effet, tout est permis si Dieu n'existe pas, et
par conséquent l'homme est délaissé, parce qu'il ne trouve ni en lui,
ni hors de lui une possibilité de s'accrocher » (*L'existentialisme est un
humanisme,* p. 38-39).

Seuls, mais optimistes !

Nous sommes seuls au monde, rien n'a de sens… La philosophie existentialiste serait-elle pessimiste ? S'agirait-il d'un
courant avide de descriptions négatives de l'humanité ? Est-ce
une pensée confrontant irrémédiablement l'individu à un
absurde favorisant un immoralisme total ? Conclure ainsi
serait méconnaître les idées de Sartre. En effet, si Dieu n'existe
pas, si l'existence précède l'essence, cela signifie que nous ne
sommes rien d'autre que l'ensemble de nos actions. Cela
signifie aussi que la liberté est première, que les alibis déterministes sont exclus et que nous pouvons nous construire en
situation selon notre volonté. Il y a toujours du jeu, de la
marge, personne n'est condamné à un défaut ou à un vice à
partir d'éléments acquis ou innés. Quoi de plus optimiste ?

« Dans ces conditions, ce qu'on nous reproche là, ça n'est pas au
fond notre pessimisme, mais une dureté optimiste » (*ibid.,* p. 53).

L'existentialiste n'est pas pessimiste, mais force est de
reconnaître qu'il est exigeant. En effet, il ne conçoit pas
d'excuses, nous impose d'avoir le courage d'assumer entièrement notre liberté et ce que nous en faisons. Nous devons être
habités par l'intention d'inventer notre vie dans un monde qui
n'a pas de sens, comme nous devons vouloir inventer notre
morale. Si nous sommes délaissés, c'est parce que nous ne
pouvons appliquer à la lettre des règles morales universelles

issues de la religion ou de la philosophie. En effet, il subsiste toujours un décalage entre le théorique et le pratique, entre les beaux principes et ce que nous pouvons en faire.

Choisir ses valeurs sans oublier autrui

Dans *L'existentialisme est un humanisme*, Sartre souligne les limites des morales classiques préconstituées, tels les Dix Commandements. Il évoque le cas d'un élève venu lui demander conseil durant la guerre. Le jeune homme vit avec sa mère, ses parents sont séparés, son père collabore et son frère militaire a été tué par les Allemands. Que doit-il faire ? S'engager dans la Résistance pour venger son frère, ou demeurer auprès de sa mère, l'épargner en évitant d'être lui aussi tué au combat ? La morale chrétienne préconise d'aimer son prochain, mais dans ce cas, qui le jeune homme doit-il aimer comme son prochain ? Sa mère ou le combattant ? L'utilitarisme moral exige d'agir en fonction du plus grand bien possible. Mais l'élève de Sartre est-il plus utile en soutenant une action collective, motivée par une lutte politique, mais douteuse quant à ses résultats ? Ou bien est-il plus utile en soutenant sa mère, c'est-à-dire en faisant une action concrète à l'issue certaine ?

Les morales du respect d'autrui des grandes religions monothéistes ou des morales philosophiques enjoignent au jeune homme de se soucier de l'un *et* de l'autre. Il ne faut jamais envisager autrui comme un *moyen* mais toujours comme une *fin*. Mais comment doit-il s'y prendre ? S'il privilégie sa mère et utilise les résistants comme des moyens, il récoltera après coup les bénéfices de leur courage, de leur dévouement ; s'il prend pour fin de rejoindre ses compagnons de lutte, il abandonne sa mère. Comment sortir d'un tel dilemme ? Comment échapper à l'angoisse, aux problèmes de conscience engendrés par de telles situations ? C'est tout bonnement impossible, et la réponse de Sartre à son élève est sans ambiguïté :

> « Vous êtes libre, choisissez, c'est-à-dire inventez. Aucune morale générale ne peut vous indiquer ce qu'il y a à faire » (*L'existentialisme est un humanisme*, p. 46).

Nous devons à chaque instant créer notre propre morale, préférer dans l'instant une décision à une autre. Ce sera pour l'élève de Sartre renoncer à sa mère pour son frère ou l'inverse ; ce sera pour nous renoncer à l'amour plutôt que risquer de souffrir ; ou aller jusqu'au bout d'une passion amoureuse sans jamais reculer. Mais nous pouvons difficilement prévoir nos choix et nos réactions à l'avance. Difficile aussi de toujours garder à l'esprit la liberté comme principe suprême, pour soi-même et les autres, cette liberté sans laquelle nous ne pouvons condamner l'immoralisme et la barbarie en nous accordant sur des valeurs communes. En réalité, tout n'est pas permis ! Avec Sartre, l'humanisme n'est pas mort, il est au contraire l'affaire de tous ! Il y a bien une morale sartrienne soucieuse d'autrui, comme nous le verrons dans notre dernier chapitre.

> « Mais si j'ai supprimé Dieu le père, il faut bien quelqu'un pour inventer des valeurs. Il faut prendre les choses comme elles sont. Et, par ailleurs, dire que nous inventons les valeurs, ne signifie pas autre chose que ceci : la vie n'a pas de sens, *a priori*. Avant que vous ne viviez, la vie, elle, n'est rien, mais c'est à vous de lui donner un sens, et la valeur n'est pas autre chose que ce sens que vous choisissez. Par là vous voyez qu'il y a possibilité de créer une communauté humaine » (*ibid.*, p. 73-74).

Délaissés, nous créons nos propres valeurs et construisons notre vie sans être en mesure d'appliquer des règles morales abstraites. Confrontés à des choix capitaux, nous devons composer avec un état : l'angoisse, une sensation qui, comme nous allons le découvrir, atteste plus largement de notre condition d'hommes libres décidant de nous-mêmes et des autres.

Questions vitales

1. Avez-vous besoin de vous référer à une religion, à des croyances ou à un système pour justifier et encadrer votre existence, ou êtes-vous capable de supporter l'absence d'explication, de reconnaître l'énigme de votre présence au monde, de vous dispenser de tout jugement négatif pour accepter la vie dans toute sa complexité ?

2. Le fait d'être « délaissé », plongé dans un monde absurde, vous effraie-t-il ? L'expérience de la contingence, de la gratuité de toute chose vous donne-t-elle, comme Roquentin, la « nausée » ? Comprenez-vous en quoi une telle idée peut provoquer une forme de vertige, de malaise ? Comprenez-vous aussi en quoi elle nous dégage de toute essence, nous dévoile notre liberté et nous enjoint de nous créer par nos actes ? Êtes-vous prêt à justifier votre vie par ce que vous en ferez ?

3. Pouvez-vous admettre l'absence d'une morale universelle ? Si vous appliquiez l'idée que nous créons chacun nos définitions du bien et du mal, quelles en seraient selon vous les conséquences sur vous-même et les autres ?

4. Souvenez-vous de moments difficiles, de situations délicates à gérer sur le plan moral. Pensez à un dilemme déchirant dont l'enjeu était le soutien témoigné, l'aide apportée à l'une *ou* l'autre personne de votre entourage, famille ou amis. En quoi vos principes moraux vous ont-ils aidé ? S'agissait-il d'appliquer des règles morales déterminées pour résoudre votre problème, ou n'avez-vous pas été poussé à *inventer* votre propre morale ? Créer sa morale, est-ce pour vous une contrainte de plus ou la plaisante acceptation d'une modalité de votre liberté ?

Éloge de l'angoisse

Il peut paraître surprenant de faire l'éloge de l'angoisse, alors qu'elle représente pour beaucoup d'entre nous un sujet de crainte, de plainte et de rejet. Nous devons pourtant la reconsidérer dans sa nature et ses effets. L'angoisse est inévitable parce qu'elle est liée à notre condition. Nous aurons beau vouloir l'écarter ou la supprimer, la surmonter par le biais de croyances ou de procédés divers, impossible de nous en dégager. Le délaissement et la contingence des événements ne sont pas là pour nous rassurer, bien au contraire… Mais nous sommes libres et responsables ! Même si nous l'éprouvons tous de manière différente selon ce que nous sommes et les périodes de notre vie, l'angoisse est le prix que chacun doit payer pour obtenir la dignité d'une existence qui se choisit en dehors de toute essence. Elle est aussi la phase inévitable qui précède l'action dans l'acceptation du réel, elle accompagne nécessairement la matérialisation de nos choix souvent difficiles : devons-nous par exemple accepter de nouvelles charges professionnelles au détriment du temps consacré à notre famille ? Ces choix sont fondamentaux, parce qu'ils nous engagent en tant qu'individus, mais aussi, d'une certaine façon, parce qu'ils impliquent les autres dans leur ensemble.

Ne plus avoir peur ?

« Un jeune sur deux angoissé par son avenir », « Le chômage : première angoisse des Français », « La phobie du travail »… Sondages et statistiques sont régulièrement publiés pour attester d'un sentiment d'angoisse toujours plus présent et mal vécu. À vrai dire, on parle davantage de stress, d'une fébrilité dont les causes sont nombreuses. Il y a le stress au travail, le stress lié aux problèmes de santé ou d'argent, sans oublier tous les tracas de la vie quotidienne, qu'il s'agisse des tensions au sein de notre couple, dans la relation à nos enfants, etc. La liste n'est pas exhaustive, mais nous savons que le stress est multiple et touche un nombre croissant de personnes.

En fait, le stress, en lui-même, est une réaction normale, et même souhaitable face à une situation importante, cruciale voire vitale, car il nous permet de monopoliser efficacement nos aptitudes et nos facultés. Si nous nous retrouvons par exemple entourés de supporters près du Parc des Princes un soir de PSG-OM, il mettra en alerte notre attention et notre réactivité ! Le stress devient en revanche un problème lorsqu'il devient permanent, lorsqu'il nous empêche de vivre normalement. Au quotidien, nous craignons l'imprévu, nous vivons de véritables crises d'angoisse, des attaques de panique qui nous font perdre totalement pied. Nous n'osons plus, nous ne sortons plus, le futur devient une source intarissable de malaise et d'inquiétude. Dès lors, l'absence de stress et d'angoisse se présente comme la promesse d'un possible renouveau. Dans une société comme la nôtre, où le bien-être règne en maître absolu, l'angoisse est une tare, un signe de faiblesse qu'il faut à tout prix dissimuler. D'où le succès des thérapies qui proposent de la chasser. Psychiatrie et psychotropes, psychothérapies cognitives, yoga, aromathérapie et techniques diverses de relaxation connaissent un succès croissant tant la demande est grande et frappe tous les milieux. Parmi nous, rares sont ceux qui échappent à l'angoisse, passagère ou chronique, et rares sont ceux qui ne cherchent pas à l'évacuer pour mieux vivre.

L'angoisse nous appartient

Nous sommes tous ainsi plus ou moins anxieux, selon notre tempérament ou les moments de notre vie. Mais qu'elle soit légère ou prononcée, l'angoisse représente toujours une gêne, voire un poison que nous voulons éliminer. Elle déstabilise notre pensée, freine nos élans, désorganise nos actions, nous voulons l'exclure pour retrouver tranquillité et efficacité, nous aspirons à un idéal d'homme serein que rien ne perturbe !

Ne faisons-nous pas fausse route ? Devons-nous vraiment rêver d'une absence totale d'angoisse ? Est-ce seulement possible ? Aller à l'encontre de l'angoisse, n'est-ce pas aller à l'encontre de l'homme lui-même et d'un état inhérent à son existence ? Car, comme nous l'avons vu, la vie en elle-même n'a pas de sens. Vivre c'est donc se confronter à l'absurde, nous éprouvons donc naturellement un malaise, une tension intérieure, une angoisse existentielle que nous tentons d'éluder par le divertissement. Au sens pascalien, cela revient à s'agiter, à s'occuper, à se fixer des buts sans relâche pour échapper à l'« ennui », à l'accablement du non-sens, à la « misère de notre condition ». C'est un fait, l'existence humaine est imprégnée de contingence et de non-être : pourquoi y a-t-il quelque chose plutôt que rien ? Comment résoudre cette énigme ?

Une énigme également liée à l'avenir, à son caractère imprévisible. Tout peut arriver, y compris le pire ! Ainsi, il nous arrive, quand nous nous sentons parfaitement bien, au soleil face à un paysage harmonieux, de nous dire que ce n'est pas possible, que quelque chose de négatif va bien finir par se produire. La menace, sous-jacente, est donc toujours présente. Si l'avenir était parfaitement établi, si tout était écrit, la peur surgirait face à ce qui est inéluctable et connu. Finalement, nous saurions à quoi nous en tenir, tout serait beaucoup plus simple ! Nous pourrions identifier l'intégralité des relations entre les phénomènes et nous assurer du bon choix pour les meilleures conséquences ! Mais le futur est incertain, la mort elle-même peut surgir à tout instant pour nous frapper ou nous enlever ceux qu'on aime. C'est dire que nous sommes taraudés par le doute et par l'angoisse du néant.

Pour pallier cette angoisse, toutes les cultures, à travers des récits, des mythes, des croyances, ont tenté de rendre compte du mystère de l'existence, d'en venir à bout en se tournant vers Dieu, vers des entités invisibles, des forces spirituelles. Elles ont instauré diverses pratiques afin de conjurer le sort, les catastrophes, les maladies et pour attirer les faveurs du ciel. À chaque fois, il s'agit de rendre compte de ce qui échappe à la raison, d'essayer de prévoir pour mieux anticiper. Les sciences expérimentales (physique, astronomie, etc.) y parviennent à leur façon. Mais de manière somme toute limitée, puisque l'homme demeure pour l'essentiel plongé dans l'hypothétique et l'incertain. En fait, après des siècles d'évolution scientifique et technique, le constat reste le même : l'homme est toujours sensible à ce qui apaise son angoisse, quitte à verser dans l'irra-tionnel le plus échevelé. Une preuve ? L'astrologie et les voyants n'ont jamais eu autant de succès ! Même le progrès s'en mêle puisque, dorénavant, un simple SMS suffit pour savoir si amour ou richesse nous sont promis ! Une évidence : l'angoisse demeure car elle va de pair avec notre délaissement :

> « C'est ainsi, précisément, que le pour-soi se saisit dans l'angoisse, c'est-à-dire comme un être qui n'est fondement ni de son être, ni de l'être de l'autre, ni des en-soi qui forment le monde, mais qui est contraint du sens de l'être, en lui et partout hors de lui » (*L'Être et le Néant*, p. 615).

Ni liberté ni responsabilité sans angoisse

« Contraint du sens de l'être », affirme Sartre dans la citation précédente ? Assurément, mais sous influence, puisque la valeur que nous accordons aux choses ou aux êtres, nos préférences, nos désirs, nos choix et leurs effets ne dépendent pas de nous, tout cela relève davantage du déterminisme ou de la nécessité. Dans ces conditions, l'angoisse perd de son intensité, nous pensons même en être exemptés !

Si nous raisonnons ainsi en nous débarrassant de notre libre arbitre, en affirmant que nous n'y sommes pour rien, que tout s'explique par un ordre qui nous dépasse, nous n'avons en effet aucune raison d'être tourmentés ! Nous pouvons toujours inscrire notre vie dans un vaste ensemble pour nier notre responsabilité ! Nous pouvons tout à fait obéir sans réfléchir pour nous épargner les doutes et les hésitations propres à toute délibération difficile.

Une illustration ? Adolf Eichmann durant la Seconde Guerre mondiale. Chargé par Hitler de la Solution finale, il s'engage avec une application effrayante dans sa tâche génocidaire, avide de servir aveuglément un régime politique et son chef. Il organise avec minutie le plan d'extermination du peuple juif mis en place par ses supérieurs, en niant sa responsabilité (telle sera d'ailleurs sa ligne de défense lors de son procès des années plus tard ; sans grand succès puisqu'il sera condamné à mort). De nos jours, et dans une tout autre perspective, le technocrate, à coups de mesures strictes et de quotas économiques, ne se soucie guère de la réalité humaine qu'il traite, des familles condamnées à la précarité et au chômage. Son monde est celui des équations, des chiffres et des règles à respecter. En un mot, le « lâche » et le « salaud » fuient toujours l'angoisse parce qu'ils veulent fuir leur liberté et leur responsabilité. Sans jamais néanmoins pouvoir les oublier. Car Eichmann ou un technocrate moderne peuvent toujours le nier : ils savent que les choses auraient pu être autrement s'ils en avaient décidé ainsi. Sartre s'interroge :

> « Parvenons-nous par ces différentes constructions à étouffer ou à dissimuler notre angoisse ? Il est certain que nous ne saurions la supprimer puisque nous *sommes* angoisse. Quant à ce qui est de la voiler [...], je fuis pour ignorer mais je ne peux ignorer que je fuis et la fuite de l'angoisse n'est qu'un mode de prendre conscience de l'angoisse » (*ibid.*, p. 79-80).

Le vertige devant soi

L'angoisse est ainsi toujours présente. Elle est la marque de notre dignité comme êtres libres et responsables, contraints d'agir selon notre volonté pour en assumer les conséquences. Chacun doit se choisir comme pour-soi, comme néant d'être, et au fond nous sommes tous angoissés à l'idée de ce que nous sommes et de ce que nous ferons.

Face à un précipice, la peur nous saisit. Nous pensons à des menaces extérieures : glisser, un éboulement, quelqu'un qui nous pousse, etc., bref mourir. Notre angoisse de la mort est alors en rapport avec des causes objectives, des causes qui ne dépendent pas de nous. Mais n'avez-vous jamais été attiré par le vide ? N'avez-vous jamais ressenti ce frisson lorsque, face à ce vide, vient l'idée qu'il est possible de sauter ? La cause de l'angoisse est alors subjective, car elle naît de la prise de conscience que tout est envisageable, que rien n'exclut que nous soyons à l'origine de notre perte. S'inspirant de deux autres philosophes, Heidegger et Kierkegaard, Sartre affirme ainsi que l'angoisse, au sens strict, est angoisse *devant soi*.

En effet, nous éprouvons souvent une certaine défiance vis-à-vis de nous-mêmes. Ce que nous craignons le plus ? Non pas tant les événements extérieurs que nos propres failles : sommes-nous capables de faire ce qu'on nous demande ? Sommes-nous à la hauteur ? Nous ne connaissons pas nos réactions à l'avance, et, au fond, nous nous demandons toujours si nous ne sommes pas capables du pire. Sur ce fond de contingence totale et absolue naît une angoisse envers soi ; un vertige et une angoisse fondée sur la reconnaissance d'une liberté incontournable et infinie dont nous pouvons tout attendre. Car nous pouvons tout attendre de nous-mêmes :

> « C'est dans l'angoisse que l'homme prend conscience de sa liberté ou, si l'on préfère, l'angoisse est le mode d'être de la liberté comme conscience d'être, c'est dans l'angoisse que la liberté est dans son être en question pour elle-même » (*ibid.*, p. 64).

En tentant de masquer cette angoisse, nous sommes de mauvaise foi. Nous sommes même des salauds dans la mesure où nous ne doutons pas, nous pensons que notre tempérament est défini une fois pour toutes, que nos réactions sont infaillibles, que notre identité entière s'explique par une heureuse nécessité. L'habitude est notre alliée. Nos désirs, nos relations, nos occupations s'inscrivent dans un cadre de vie sécurisant où la nouveauté et le risque sont chassés. Nous sommes ce que nous sommes, certains de nous-mêmes et du bien-fondé de notre existence, bannissant toute remise en cause éventuelle, tout basculement vers autre chose, tout saut dans le vide…

Revenons à Bouville, aux habitants à la vie cadenassée de *La Nausée*. Par leur existence routinière ils se détournent de la contingence, de l'angoisse latente qui peut surgir à tout instant, malgré toutes les précautions. Dans ce livre, le personnage de l'Autodidacte est à ce propos exemplaire. Il est comme rattrapé par lui-même, par la liberté et l'angoisse du choix : à force d'avoir voulu faire l'ange, de s'être convaincu d'en être un, il fait la bête et se reconnaît dans l'ignominie comme un *autre*. Humaniste candide et vertueux, rempli de bons sentiments, avide de connaissances, il fréquente assidûment la bibliothèque municipale, endroit paradisiaque qui se transforme pour lui en enfer : il s'y fait piéger par deux jeunes gens qui réveillent ses élans pédophiles. Il succombe à la tentation, sa mauvaise foi vole en éclats. Le voilà face à lui-même et aux autres, surpris par une vieille femme et violenté par un Corse, employé du lieu. Au terme de l'ouvrage, Roquentin, le narrateur, sur le point de partir, l'imagine ainsi :

> « L'Autodidacte marche dans une ville féroce, qui ne l'oublie pas. Il y a des gens qui pensent à lui, le Corse, la grosse dame ; peut-être tout le monde, dans la ville. Il n'a pas encore perdu, il ne peut pas perdre son moi, ce moi supplicié, saignant qu'ils n'ont pas voulu achever. Ses lèvres, ses narines lui font mal ; il pense : "J'ai mal." Il marche, il faut qu'il marche. S'il s'arrêtait un seul instant, les hauts murs de la bibliothèque se dresseraient brusquement autour de lui, l'enfermeraient ; le Corse surgirait à son côté et la scène recommencerait, toute pareille, dans ses détails, et la femme ricanerait : "Ça devrait être au bagne, ces saloperies-là." Il marche, il ne veut pas rentrer chez lui : le Corse l'attend dans sa chambre et la femme et les deux jeunes gens : "Ce n'est pas la peine de nier, je vous ai vu." Et la scène recommencerait ; Il pense : "Mon Dieu, si je n'avais pas fait ça, si je pouvais n'avoir pas fait ça, si ça pouvait n'être pas vrai !" » (*La Nausée*, p. 240).

L'angoisse d'incarner l'humanité

Qu'est-ce qui est positif ou négatif ? Acceptable ou inacceptable ? Que devons-nous préférer ? Nous doutons, nous ne sommes jamais sûrs de nous-mêmes. Mais nous sommes seuls juges. Nous sommes en situation et choisissons en toute liberté de succomber ou non à la tentation, comme nous choisissons notre morale, notre option politique ou notre conception de la famille. Ainsi, nos préférences nous incarnent et nous symbolisent.

La soumission aux mêmes obligations, la routine peuvent nous mettre partiellement à l'abri d'une angoisse trop encombrante. Mais l'angoisse est là, en filigrane, parce qu'il y a toujours l'acceptation libre d'un genre de vie et la conscience de pouvoir en changer. S'agit-il de passer à autre chose parce que les conditions et le moment s'y prêtent pour le travailleur infatigable ou le père de famille dévoué ? De vivre enfin une passion jusqu'ici sacrifiée au nom du devoir ? Apparaissent alors les interrogations, les réflexions au cœur d'une agitation bien présente. C'est en effet maintenant qu'il faut se décider. Nos parents ou nos amis sont-ils de bons conseils ? Notre choix est-il pertinent ? Pour quelles conséquences ? Une formidable désillusion ou un échec impardonnable ne seront-ils pas au rendez-vous ? Serons-nous à la hauteur de notre projet ? Omniprésents, le doute et l'angoisse surgissent au seuil d'une action décisive, aux enjeux essentiels pour nous et les autres. C'est d'autant plus évident si nous avons des responsabilités : si nous sommes chirurgiens, nous n'avons pas droit à l'erreur ; c'est aussi le cas si nous sommes chefs d'entreprise avec la destinée de nos salariés entre nos mains.

Mais l'humanité dans son ensemble est aussi concernée. En effet, lorsque nous faisons un choix (fidélité ou adultère, engagement ou neutralité politique, croyance religieuse ou athéisme), nous décidons pour nous mais aussi en fonction d'une certaine représentation de l'homme. Notre vie est censée montrer la voie, montrer l'exemple. C'est dire que nous ne choisissons jamais totalement seuls, il nous est impossible de nous dégager de notre relation aux autres. Responsables de nous-mêmes, nous le sommes aussi de l'humanité. Dès lors, s'amplifiant, notre angoisse prend une tout autre dimension :

> « Quand nous disons que l'homme se choisit, nous entendons que chacun d'entre nous se choisit, mais par là nous voulons dire aussi qu'en se choisissant il choisit tous les hommes. En effet, il n'est pas un de nos actes qui, en créant l'homme que nous voulons être, ne crée en même temps une image de l'homme tel que nous estimons qu'il doit être. Choisir d'être ceci ou cela, c'est affirmer en même

temps la valeur de ce que nous choisissons, car nous ne pouvons jamais choisir le mal ; ce que nous choisissons, c'est toujours le bien, et rien ne peut être bon pour nous sans l'être pour tous. Si l'existence, d'autre part, précède l'essence et que nous voulions exister en même temps que nous façonnons notre image, cette image est valable pour tous et pour notre époque tout entière. Ainsi, notre responsabilité est beaucoup plus grande que nous ne pourrions le supposer, car elle engage l'humanité entière. [...] Tout se passe comme si, pour tout homme, toute l'humanité avait les yeux fixés sur ce qu'il fait et se réglait sur ce qu'il fait. Et chaque homme doit se dire : suis-je bien celui qui a le droit d'agir de telle sorte que l'humanité se règle sur mes actes ? Et s'il ne se dit pas cela, c'est qu'il se masque l'angoisse. Il ne s'agit pas là d'une angoisse qui conduirait au quiétisme, à l'inaction. Il s'agit d'une angoisse simple, que tous ceux qui ont eu des responsabilités connaissent » (*L'existentialisme est un humanisme*, p. 31-32 et 36).

Devant une telle responsabilité, l'angoisse peut se révéler paralysante. Face à un enjeu important, nous cogitons trop, nous nous enferrons dans des raisonnements interminables, différant sans cesse le moment d'agir et renforçant proportionnellement notre culpabilité devant notre inaction. Ainsi, dans *Les Mains sales*, des membres du Parti communiste ordonnent à Hugo d'assassiner un chef politique, Hoederer. Cet acte est d'autant plus difficile que la valeur et l'humanité du dirigeant charismatique sont indiscutables. Que faire alors ? Obéir ? Présenté comme un intellectuel bourgeois, Hugo réfléchit, s'interroge, il est rongé par l'angoisse. Découvrant sa femme et Hoederer enlacés, il passe finalement à l'acte et tue par jalousie ! Qu'en conclure ? Devons-nous moins douter pour mieux nous lancer ? Peut-être, mais l'inquiétude et l'angoisse n'en sont pas moins présentes.

Pour nous en convaincre, tournons-nous vers un autre cas examiné par Sartre : celui d'Abraham. Par l'intermédiaire d'un ange, Dieu lui ordonne de sacrifier son fils. Mais est-ce bien un ange ? Abraham n'est-il pas victime d'hallucinations ?

Où peut-il trouver une preuve irréfutable de la légitimité de son acte ? Abraham n'est pas une chose, on ne peut le commander comme un vulgaire objet. Paradoxalement, l'ordre qui lui est imposé lui révèle sa liberté de penser et d'hésiter, d'agir ou non. Il connaît la gravité de l'enjeu, il sait qu'il est un référent pour l'humanité entière, il doit être exemplaire. L'angoisse est à son paroxysme, Abraham est seul et totalement responsable :

> « Si une voix s'adresse à moi, c'est toujours moi qui déciderai que cette voix est la voix de l'ange ; si je considère que tel acte est bon, c'est moi qui choisirai de dire que cet acte est bon plutôt que mauvais. Rien ne me désigne pour être Abraham, et pourtant je suis obligé à chaque instant de faire des actes exemplaires » (*ibid.*, p. 35).

Pour l'existentialisme, le délaissement, l'angoisse et le désespoir ne justifient pas l'inaction, encore moins des agissements violents et insensés. Ils nous confrontent au contraire à notre liberté d'action avec les autres contre tout type d'aliénation. En effet, toujours soucieux de l'homme et de ses conditions d'existence, l'existentialiste est attaché à l'engagement, à ce qui œuvre à la libération des personnes ou des peuples.

Questions vitales

1. Êtes-vous souvent en proie à l'angoisse ? À quels moments intervient-elle et dans quelle mesure représente-t-elle un frein, une limite dans votre vie ? Quels moyens avez-vous mis en place pour la diminuer ? Pour quelle efficacité ? Sachant qu'elle est inévitable car liée à votre condition, changez de perspective. La prochaine fois que vous la sentez monter, ayez à l'esprit qu'elle témoigne de votre pensée et de votre liberté, autrement dit de votre spécificité en tant qu'être humain.

2. Fuyez-vous l'angoisse en obéissant à des ordres sans réfléchir, en respectant aveuglément des consignes ? Arrivez-vous pour autant à dissiper cette angoisse, surtout dans des situations délicates, complexes ? Arrivez-vous à faire abstraction de votre liberté et de votre responsabilité ? L'impossibilité d'être un automate ou une machine, n'est-ce pas finalement réconfortant ?

3. L'angoisse n'est-elle pas d'autant plus présente et dérangeante lorsque vous êtes passif ? Interrogez-vous : n'est-elle pas présente pour vous réveiller, pour vous ranimer d'une léthargie consentie ? Ne serait-elle pas moins oppressante si vous libériez votre énergie, si vous réagissiez, bougiez et inventiez ?

4. Avez-vous déjà ressenti une forte angoisse au seuil d'une action importante ? N'avez-vous pas voulu renoncer, tant l'émotion vous submergeait et vous déstabilisait ? Pourtant une telle situation n'est-elle pas grisante, parce que révélant avec netteté votre libre arbitre ? N'y a-t-il pas une forme d'ivresse dans le fait de porter au plus haut ses facultés et ses dispositions lors de moments essentiels ? N'y a-t-il pas moyen de prendre goût à cette ivresse pour délaisser une existence inerte et sans relief ?

5. La prochaine fois que vous aurez une décision importante à prendre, demandez-vous si elle n'engage que vous ou également les autres. Essayez de garder à l'esprit qu'elle peut impliquer l'humanité dans son ensemble. Vos actions, votre vie peuvent être un référent pour tous les hommes : cela vous paralyse-t-il ou vous dynamise-t-il ? Pouvez-vous y voir le motif d'une plus grande exigence envers vous-même ?

S'engager avec autrui
dans un projet humaniste

Sartre incarne aujourd'hui l'image type de l'« intellectuel engagé ». Mais qu'est-ce qu'un intellectuel, et que signifie cet engagement ? En 1967, dans un entretien avec Claude Lanzmann et Madeleine Gobeil pour la télévision Radio Canada, notre philosophe prenait l'exemple d'un savant nucléaire et précisait :

> « Un savant nucléaire n'est pas un intellectuel, c'est un savant, dans la mesure où il fait ses recherches. Le même savant, si, tout en faisant ses recherches nucléaires, s'aperçoit qu'il va faciliter, par ses travaux, les possibilités de guerre atomique, s'il dénonce la chose, c'est parce qu'il la sent comme une contradiction : il fait universel, dans la mesure où il étudie la physique nucléaire, et il crée une possibilité d'un conflit singulier, dans la mesure où, précisément, ce travail peut être utilisé aux fins de guerre. Si en même temps, comme c'est arrivé souvent, un certain nombre de savants nucléaires se réunissent pour déclarer qu'ils ne veulent pas que leur travail soit utilisé à ces fins-là, ils vivent leur propre contradiction, ils montrent en même temps et dénoncent la contradiction extérieure. Je dis qu'ils sont des intellectuels. »

De ces paroles se dégage une idée essentielle : nous devons mettre notre liberté et notre responsabilité au service de tous. Sartre engagea ainsi sa pensée et sa vie dans de nombreux combats sociaux ou politiques, prouvant que l'existentialisme ne prône pas l'individualisme. Cette philosophie invite plutôt à placer la dignité au centre de luttes pour l'égalité et la justice, pour l'émancipation des individus et des peuples. Être humaniste n'a pas d'autre signification : bâtir un projet commun avec la liberté humaine pour fondement.

Nous sommes toujours engagés

L'engagement dont nous parlons ne réside pas dans l'adhésion à un parti ou à syndicat, mais dans le fait que nous soyons au monde sans l'avoir choisi en étant foncièrement libres. Nous sommes « embarqués », comme dit Pascal, nous devons *nous* choisir (pour le philosophe chrétien, chacun est ainsi dans la nécessité de « parier », de se positionner sur son acceptation ou son refus de l'existence de Dieu). De même, pour Sartre, l'engagement est un constat et une nécessité, impossible de nous y soustraire. Quel que soit notre type de vie, c'est toujours une façon de s'engager à travers certains choix. Que nous soyons entrepreneur, artiste ou mystique, nous nous engageons tous à notre façon, nous optons pour certaines valeurs plutôt que d'autres et incarnons un projet d'existence.

Pourtant, lorsque nous pensons à l'idée d'engagement, nous y associons communément la politique. Car l'homme ne vit pas seul mais évolue au sein d'un groupe, d'une communauté, d'une société organisée. Il s'inscrit dans un ensemble structuré, hiérarchisé, dont dépend sa liberté d'action. C'est dire que la liberté, en elle-même irréductible, est à mettre en relation avec un contexte social, politique et historique. Elle est aussi la condition d'une prise de conscience de l'aliénation, de l'oppression, et d'une possible libération. Certaines situations extrêmes sont ainsi là pour nous le rappeler :

> « Jamais nous n'avons été plus libres que sous l'occupation allemande » (*Les Lettres françaises*, 1944).

Cette formule paradoxale de Sartre se comprend aisément. Dans une situation aussi critique que la guerre, chacun de nous est plus que jamais renvoyé à lui-même. La pression de notre devoir de responsabilité nous saisit alors avec une acuité terrible : devons-nous fermer les yeux ? Nous soumettre ? Résister ? Nulle dérobade possible et une seule vérité : l'absolue liberté de définir notre camp, ainsi que l'urgence de nous engager politiquement.

Être avec autrui au nom de la liberté

L'objectif de notre combat pour la liberté est de nous libérer de toute forme d'aliénation. Les valeurs que nous choisissons doivent aller dans ce sens, sans oublier autrui. Car nous sommes aussi responsables de ce que nous devenons envers les autres, c'est-à-dire en défendant ou non leur liberté par nos actions. Se vouloir libre, à travers ce que l'on dit ou fait, c'est en appeler à une humanité libre ; miser sur l'authenticité, c'est la souhaiter pour les autres sous la forme de conditions d'existence dignes de ce nom. Être *pour* autrui, selon l'existentialisme, c'est peut-être affirmer que la liberté de choisir n'est pas celle d'obtenir, que l'esclave est libre même dans ses chaînes. Ce n'est pas pour autant cautionner la misère et l'injustice, bien au contraire. La liberté doit se vouloir concrètement, pour soi-même et les autres, mais sans jamais espérer, c'est-à-dire sans jamais compter sur la providence, sur la bonté humaine, sans miser sur une évolution logique et progressive de l'homme dans l'Histoire. Nous pouvons ici penser au marxisme. Si Sartre y trouve une source d'inspiration politique, s'il emprunte à Marx une grille d'analyse de la société, s'il est partisan du communisme réel de l'Union soviétique jusqu'à l'intervention militaire en Hongrie de 1956, il rejette néanmoins le rationalisme historique, cette « nécessité » emportant les hommes, étape après étape, vers une fin inéluctable : le socialisme.

Nous devons agir au quotidien, faire notre possible à travers une vie jalonnée de luttes et de combats à la façon de

Sartre ou de Simone de Beauvoir. Après la guerre, avec d'autres intellectuels, ils fondent *Les Temps modernes*, revue dont la mission culturelle, sociale et politique est clairement affichée dès le premier numéro :

> « Le but lointain que nous nous fixons est une *libération*. Puisque l'homme est une totalité, il ne suffit pas, en effet, de lui accorder le droit de vote, sans toucher aux autres facteurs qui le constituent : il faut qu'il se délivre totalement, c'est-à-dire qu'il se fasse *autre*, en agissant sur sa constitution biologique aussi bien que sur son conditionnement économique, sur ses complexes sexuels aussi bien que sur les données politiques de sa situation » (*Situations II*, p. 23).

L'actualité certaine de l'engagement

Nous devons donc comprendre la philosophie existentialiste comme une façon de se conduire dans le monde. Elle renoue avec la philosophie des origines, celle de la Grèce antique, parce qu'elle n'est pas une abstraction pure mais bien une façon de vivre au cœur du réel et un moyen de faire face aux difficultés concrètes de l'existence. Elle participe à l'émancipation individuelle et collective contre toute forme d'aliénation. Seul un être fondamentalement libre peut être prisonnier, seul l'homme peut être aliéné jusqu'à perdre de vue les possibles qui s'offrent à lui (il y a des circonstances atténuantes dans la mauvaise foi !). La philosophie éclaire notre pensée, réveille nos consciences, nous permet de nous soulever face à la société et ses normes injustes, face à l'obéissance qui oppresse, à la contrainte qui écrase. Notre pratique de la philosophie se vit dans l'insoumission, elle s'exerce dans des luttes pour la libération.

Les combats de Sartre furent multiples, qu'il s'agisse de l'indépendance d'ex-colonies française (guerre d'Indochine ou guerre d'Algérie), de la révolution cubaine ou de Mai 68. En fait, son engagement fut incessant et ne se termina qu'à sa mort, en 1981. Les livres, essais, pièces de théâtre ou romans ne lui suffisaient pas. Il voulait agir à travers une présence concrète dans la rue, dans les usines, ou à l'étranger en compagnie des leaders indépendantistes. Face à l'injustice et à l'oppression coloniale, politique ou sociale, il défendait la liberté sous la forme d'articles dans les journaux, de manifestations ou d'interviews télévisées. Ainsi, en 1979, au moment des boat people, à un journaliste de la première chaîne de télévision qui lui demandait pourquoi il faisait partie du comité « Un bateau pour le Vietnam », il répondit :

> « Personnellement, j'ai pris parti pour des hommes qui n'étaient sans doute pas de ceux qui étaient mes amis du temps où le Vietnam se battait pour la liberté. Mais ça n'a pas d'importance. Parce que ce qui compte, ici, c'est que ce sont des hommes, et des hommes en danger de mort. Et je pense que les droits de l'homme impliquent que tout homme doit entrer au secours de ceux qui risquent un danger de mort ou un danger de grand malaise. Telle est la raison pour laquelle je suis ici, c'est-à-dire abandonnant complètement mes idées politiques et me mettant dans cette affaire du point de vue humain, c'est-à-dire du point de vue moral. »

Comment ne pas penser ici à ces images de barques et de bateaux remplis jusqu'à la gueule d'hommes fuyant leur pays en risquant la mort pour une vie libre et digne… Belle leçon lorsque l'attentisme nous guette ! À méditer lorsque l'inaction nous engourdit ! Car aujourd'hui comme avant, il est de notre responsabilité de prendre conscience des inégalités croissantes, de la discrimination grandissante, de la standardisation effrayante des conduites à l'échelle mondiale, d'une homogénéisation planétaire des pensées et comportements au détriment de toute singularité individuelle ou collective. Et la liste est longue ! Nous pouvons échapper à l'individualisme ambiant dans un monde où la misère s'accroît, où des millions de gens, au mépris de toute dignité, sont confrontés à la précarité, au chômage et à l'abandon. Nous pouvons refuser le repli sur soi et prendre acte de l'exclusion d'une partie de la population en raison de ses origines ethniques ou de ses préférences sexuelles. Nous pouvons refuser d'être les simples spectateurs de dérives politiques ou religieuses, des extrémismes et des fanatismes qui guettent l'ensemble de nos sociétés. En définitive, l'engagement est toujours à notre portée, nous pouvons nous informer, ouvrir les yeux sur la réalité et agir. Il est toujours envisageable de donner un peu de son temps dans le cadre d'une association luttant contre la pauvreté, contre l'isolement des seniors ou pour l'alphabétisation. Comme il est possible d'adhérer à un syndicat, à un parti pour donner naissance à des convictions, à des idées, à un nouveau projet de vie en commun.

L'engagement est plus que jamais nécessaire. Il nous faut tirer les leçons du fondateur de l'existentialisme et comprendre que seuls les efforts et le mouvement ont de l'importance face au renoncement dans la passivité, face à l'égoïsme dans l'insensibilité. Il faut toujours se le rappeler :

> « Il n'est pas besoin d'espérer pour entreprendre » (*L'existentialisme est un humanisme*, p. 50).

L'existentialisme est tout sauf un individualisme

L'homme est au commencement et à la fin de la philosophie sartrienne. Partant du sujet libre et pensant, elle aboutit à une morale altruiste et généreuse. Ni indifférence ni égoïsme chez Sartre, à l'opposé de ce qui a pu être dit ou écrit :

> « Les uns et les autres[1] nous reprochent d'avoir manqué à la solidarité humaine, de considérer que l'homme est isolé, en grande partie d'ailleurs parce que nous partons, disent les communistes, de la subjectivité pure, c'est-à-dire du *je pense* cartésien, c'est-à-dire encore

---

1. Sartre parle ici des communistes et des catholiques.

du moment où l'homme s'atteint dans sa solitude, ce qui nous rendrait incapables par la suite de retourner à la solidarité avec les hommes qui sont hors de moi et que je ne peux pas atteindre dans le *cogito* » (*ibid.*, p. 22).

En somme, dire *je pense* enfermerait chacun sur lui-même, sur le plan théorique et pratique. Impossible de prouver l'existence d'autres consciences, impossible de nier la certitude de la conscience de soi, d'où une conséquence inévitable : le seul souci de soi aux dépens d'autrui. Pourtant, nous l'avons vu, l'intersubjectivité oblige à admettre l'existence de notre pensée dans sa dépendance à celle des autres, tout comme le subjectivisme bien compris implique notre responsabilité totale vis-à-vis d'autrui. L'existentialisme est donc bien éloigné de l'individualisme moral, il invite à un réel souci de nous-mêmes et des autres dans une vigilance constante de ce qui porte atteinte à la liberté. Si la réflexion philosophique révèle notre libre arbitre, nous devons alors être de bonne foi, être cohérent pour en tirer toutes les conséquences : délaissés, partisans de l'authenticité et donc concernés au plus haut point par la liberté, nous ne pouvons négliger celle d'autrui. L'angoisse est compréhensive puisque notre responsabilité déborde notre stricte individualité :

« L'homme est responsable du monde et de lui-même en tant que manière d'être » (*L'Être et le Néant*, p. 639).

Dans le désespoir, avec raison et lucidité, et toujours dans le cadre de ce qui dépend de notre volonté, nous devons agir avec et pour les autres, à travers des engagements réels, pour des causes déterminées :

« Lorsque je déclare que la liberté, à travers chaque circonstance concrète, ne peut avoir d'autre but que de se vouloir elle-même, si une fois l'homme a reconnu qu'il pose des valeurs dans le délaissement, il ne peut vouloir qu'une chose, c'est la liberté comme fondement de toutes les valeurs. Cela ne signifie pas qu'il la veut dans l'abstrait. Cela veut dire simplement que les actes des hommes de bonne foi ont comme ultime signification la recherche de la liberté en tant que telle. Un homme qui adhère à tel syndicat, communiste ou révolutionnaire veut des buts concrets : ces buts impliquent une volonté abstraite de liberté, mais cette liberté se veut dans le concret. Nous voulons la liberté pour la liberté et à travers chaque circonstance particulière. Et en voulant la liberté, nous découvrons qu'elle dépend entièrement de la liberté des autres, et que la liberté des autres dépend de la nôtre » (*L'existentialisme est un humanisme*, p. 69-70).

Ainsi, nous ne devons jamais oublier l'autre, qu'il s'agisse du défavorisé, de l'opprimé ou de l'exclu pour lequel il faut s'engager et lutter. De même nous ne devons jamais oublier le « salaud », ses arguments spécieux, ses stratégies nocives pour nier la liberté et défendre ses intérêts : un salaud à combattre sans relâche !

Un humanisme à construire, non à accomplir

Placé au cœur des écrits de Sartre, l'homme reste à faire. Ainsi, nous n'avons pas à *devenir*, au sens où l'on envisage à l'horizon de l'humanité un achèvement ou un modèle à réaliser. La vision existentialiste n'est pas téléologique, nulle fin à atteindre et à accomplir ; nulle référence à un homme archétypal ou à une société idéale à édifier. Rien n'est décidé, par Dieu ou dans l'Histoire. La philosophie existentialiste critique l'humanisme finaliste, toujours arbitraire et exclusif, potentiellement violent car normatif. Considérer l'humanité passée ou présente comme une phase préparatoire, comme l'ébauche d'une perfection à venir, c'est définir l'homme tel qu'il doit être, retomber dans l'essentialisme et se rapprocher du fascisme : avilie et corrompue, l'humanité doit renaître sous l'impulsion d'un vaste mouvement rédempteur légitimant tous les excès !

L'existentialisme est ainsi un humanisme dans la mesure où il nous recentre sur l'essentiel : la liberté. Se soucier de l'homme n'est pas le concevoir à la façon d'une chose, d'un phénomène déterminé par des causes qui lui échappent. C'est au contraire lui rappeler qu'il est l'unique cause de lui-même, sa situation exige qu'il se choisisse en agissant. Rien ne le définit avant une vie marquée par ses choix, construite par ses décisions, ouverte sur des possibles à exploiter :

> « Humanisme, parce que nous rappelons à l'homme qu'il n'y a d'autre législateur que lui-même, et que c'est dans le délaissement qu'il décidera de lui-même ; et parce que nous montrons que ça n'est pas en se retournant vers lui, mais toujours en cherchant hors de lui un but qui est telle libération, telle réalisation particulière, que l'homme se réalisera précisément comme humain » (*L'existentialisme est un humanisme*, p. 76-77).

L'humanisme sartrien n'a rien à voir avec un quelconque dogmatisme. À chacun de se l'approprier, de le construire à travers une existence soucieuse de sa singularité dans l'affirmation constante de la liberté, pour soi-même et les autres. En ce sens, il peut nous permettre d'entrevoir la constitution d'une véritable « communauté humaine »…

Éléments d'une vie

C'est dans *Les Mots* (1964) que Jean-Paul Sartre, né le 21 juin 1905, retrace les dix premières années de sa vie. Il n'a que deux ans à la mort de son père. Élevé à Paris par sa mère et ses grands-parents maternels, il effectue de brillantes études qui le mènent à l'École normale supérieure puis à l'agrégation de philosophie, qu'il obtient en 1929 (reçu premier, il devance Simone de Beauvoir, connue quelques années plus tôt). Enseignant au Havre, il part pour un an en Allemagne en 1933 (année de l'avènement d'Hitler au pouvoir) afin d'approfondir ses études sur la phénoménologie d'Edmund Husserl, philosophe dont l'influence sera décisive sur sa propre pensée. Revenu en France, Sartre retrouve son métier d'enseignant tout en travaillant à des œuvres philosophiques et littéraires. Son premier livre publié est *La Nausée* (1938), point de départ d'une notoriété qui ne cessera d'augmenter avec les années. Mobilisé puis fait prisonnier quelques mois en Allemagne, Sartre retrouve Paris et choisit l'option d'une littérature engagée : sa forme à lui de résistance à l'Occupation (on lui reprochera d'ailleurs par la suite son manque d'engagement concret face aux nazis). Il publie des articles politiques, collabore à plusieurs journaux dont *Combat*, travaille au désormais célèbre Café de Flore à ses œuvres philosophiques, à ses romans et à ses pièces de théâtre, dont certaines, comme *Huis clos,* sont jouées pendant la guerre. C'est durant cette période que paraît également son essai philosophique majeur, *L'Être et le Néant* (1943).

La création de la revue *Les Temps modernes* à la Libération, dans laquelle on trouve entre autres intellectuels Simone de Beauvoir, Maurice Merleau-Ponty ou Raymond Aron, marque un tournant dans l'engagement politique de Sartre. Ses textes s'accompagnent dorénavant d'une présence réelle et revendicatrice sur le terrain et sur tous les fronts. L'après-guerre est aussi le moment d'une conférence célèbre dont on tire un livre : *L'existentialisme est un humanisme* (1945). C'est aussi le temps d'un mouvement culturel, de la « mode » existentialiste, d'une jeunesse bouillonnante avide de liberté qui se retrouve dans les cafés ou les clubs de jazz de Saint-Germain-des-Prés avec Juliette Gréco, Boris Vian ou Mouloudji.

Inspiré par le marxisme, Sartre entretient des relations complexes avec le Parti communiste. D'abord opposé au PCF, il s'en rapproche à partir de 1952 jusqu'à l'invasion des chars russes en Hongrie en 1956. Cette courte période, durant laquelle il effectue plusieurs voyages en URSS, lui coûte certaines de ses amitiés, dont celle de Merleau-Ponty. Se rapprochant par la suite du maoïsme, Sartre, accompagné de Simone de Beauvoir, parcourt le monde, rencontre les acteurs des révolutions socialistes (Mao ou Fidel Castro) et acquiert une notoriété internationale. Engagé politiquement, partisan de la décolonisation, en Algérie comme ailleurs, Sartre n'en continue pas moins d'écrire. Ainsi paraît *Les Mots*, en 1964, année du refus du prix Nobel de littérature, pour ne pas « se laisser transformer en institution ».

Soutenant les étudiants de Mai 68, Sartre voit malheureusement sa santé s'altérer (la cécité devient pour lui un handicap grandissant) et ses projets contrariés. Il continue néanmoins à publier au début des années 1970 : les trois tomes de *L'Idiot de la famille*, consacrés à Flaubert, sortent dans les librairies, et c'est dans la rue qu'est distribué le quotidien *Libération*, dont il est l'un des fondateurs. Entouré, soutenu entre autres par Simone de Beauvoir et par Pierre Victor, jeune maoïste qui devient son confident, Sartre publie en 1974 son dernier livre, constitué d'une série d'entretiens sur la politique : *On a raison de se révolter*. Sa santé décline et c'est le 15 avril 1980 qu'est annoncée sa mort suite à un œdème pulmonaire.

Ses funérailles sont suivies par des milliers de personnes et font l'objet d'un hommage international : on célèbre la figure emblématique de l'intellectuel engagé. Les éloges, les honneurs abondent à la télévision ou dans les journaux, comme affluent les souvenirs, les anecdotes et les clichés. Désormais en proie aux vivants, définitivement démuni et impuissant, Sartre est livré aux discours les plus contradictoires où se mêlent hypocrisie et franchise, fausseté et vérité, imposture et loyauté. « On entre dans un mort comme on rentre dans un moulin », écrivait-il dans la préface de son livre consacré à Flaubert…

Aujourd'hui, au-delà des controverses et plus de trente ans après sa disparition, se dessine un consensus autour de l'existentialisme sartrien : celui d'être en présence d'une œuvre plurielle et magistrale, écrite par l'un des grands penseurs du XXe siècle.

Guide de lecture

Œuvres de Sartre

L'Être et le Néant

Le livre central de la philosophie sartrienne, l'exposé le plus dense et le plus complet de ses idées. Ouvrage technique cependant, d'un abord parfois difficile pour le non-spécialiste.

L'existentialisme est un humanisme

Tiré d'une conférence donnée par Sartre après la guerre, ce livre est conseillé pour qui veut s'initier à la pensée de Sartre. On y trouve une synthèse simple, claire et vivante des principaux thèmes de l'existentialisme.

Critique de la raison dialectique

Un livre volumineux où sont traités les rapports entre existentialisme et marxisme. Une réinterprétation de la pensée de Marx dans un style parfois ardu.

Réflexions sur la question juive

Essai politique qui s'efforce de déterminer une généalogie de l'antisémitisme, d'identifier la figure du « salaud » antisémite et de sa « production » : le Juif. Exposé minutieux, riche et éclairant.

La Nausée

Fiction brillante où se révèle le génie littéraire de Sartre. Y sont présentés les principaux thèmes de sa philosophie développés par la suite dans *L'Être et le Néant*.

Huis clos

« L'enfer c'est les autres », formule bien connue d'une pièce de théâtre à lire ou à voir absolument pour la richesse et l'intensité des dialogues autour de la thématique de la mort.

Les Mots

Récit autobiographique, description de l'enfance de Sartre et bilan sans concession d'un homme au seuil de la vieillesse. Un « adieu à la littérature » et un des plus beaux livres du philosophe.

Commentaires

Jeannette Colombel, *Jean-Paul Sartre. Un homme en situations* (Paris, Le Livre de poche, « Biblio Essais », 2000).
Excellente introduction générale à l'œuvre et à la vie de Sartre par une femme qui fut son amie. Se lit comme un roman.

Annie Cohen-Solal, *Sartre. Un penseur pour le XXIe siècle* (Paris, Gallimard, « Découvertes Gallimard », 2005).
Auteure d'un *Jean-Paul Sartre* (Paris, PUF, « Que sais-je ? », 2005), cette spécialiste de l'existentialisme souligne l'actualité de Sartre sous la forme d'une présentation dense et didactique des grandes étapes de la vie et des grands points de la philosophie du penseur de Saint-Germain-des-Prés.

Michel Contat, *Pour Sartre* (Paris, PUF, « Perspectives critiques », 2008).

Éminent connaisseur de Sartre, auteur avec Alexandre Astruc d'un film consacré au philosophe (*Sartre par lui-même*, 1976), Michel Contat livre avec cet ouvrage vingt études originales et passionnantes sur le philosophe et son œuvre.

www.ingramcontent.com/pod-product-compliance
Lightning Source LLC
LaVergne TN
LVHW051233060726
842526LV00013B/2928